寒温穷源

陈其昌寒温三十说

清·陈其昌 著
吴凡伟 整理

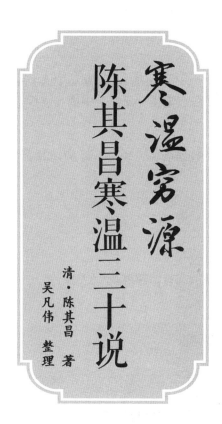

全国百佳图书出版单位
中国中医药出版社
·北 京·

图书在版编目（CIP）数据

寒温穷源：陈其昌寒温三十说 /（清）陈其昌著；
吴凡伟整理 .—北京：中国中医药出版社，2022.7
（明道中医书系）
ISBN 978-7-5132-7583-5

Ⅰ .①寒… Ⅱ .①陈… ②吴… Ⅲ .①伤寒（中医）—
研究—中国—清代②温病学说—研究—中国—清代 Ⅳ .
① R254

中国版本图书馆 CIP 数据核字（2022）第 071522 号

中国中医药出版社出版
北京经济技术开发区科创十三街 31 号院二区 8 号楼
邮政编码　100176
传真　010-64405721
廊坊市晶艺印务有限公司印刷
各地新华书店经销

开本 710×1000　1/16　印张 7.25　字数 90 千字
2022 年 7 月第 1 版　2022 年 7 月第 1 次印刷
书号　ISBN 978－7－5132－7583－5

定价　29.00 元
网址　www.cptcm.com

服务热线　010-64405510
购书热线　010-89535836
维权打假　010-64405753

微信服务号　zgzyycbs
微商城网址　https://kdt.im/LIdUGr
官方微博　http://e.weibo.com/cptcm
天猫旗舰店网址　https://zgzyycbs.tmall.com

如有印装质量问题请与本社出版部联系（010-64405510）

著者简介

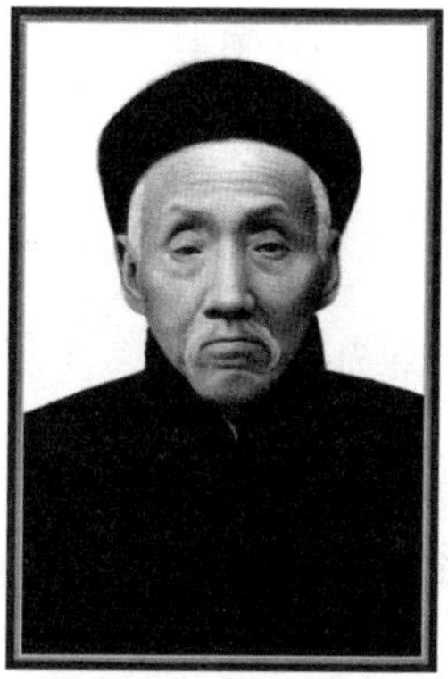

陈其昌（1855—1938），字兆隆，河南省获嘉县后寺村人，清末岁进士。四十余岁时科举废，即在家乡设馆育人，兼修医道。其医德、医术之高，在当世颇负盛名。

一生著作颇丰，深究河图、洛书、易理要旨，仰观天文，俯察球形，精天地气运、阴阳五行。著有哲学、医学、文学著作，见解独到，被世人尊为“鸿儒大医”。《河南省志》《获嘉县志》均有记载。

代表性著作

1. 哲学著作《河图新义》，十万余言，自视为生平大作，朝夕摩挲，洞彻天地人诸理。该作于1911年在南昌出版，当时只收到一封出版贺信，惜遭战火，书稿遗失。

2. 易经专论《玄灯化棒录》一部，《儒释道三教合一》一部，曾自费石印过（均失佚）。

3. 医学著作《寒温穷源》和《湿证发微》，此二作分别于1917年和1923年由河南商务印刷所出版发行。

尚有《订正仲景伤寒论》《诗经撷萃》《易经撷萃》等未出

版著作手稿留存。

传承谱系及授徒传艺情况

陈天良，字诠初，清贡生，时设泰昌恒医药堂，一生行医，传于陈其昌；陈其昌传于长子陈法纲；陈法纲以胞弟长子陈树艺为嗣，传于陈树艺；陈树艺传于长子陈汝昭；陈汝昭传于三子陈培真；陈培真传于女儿陈敏、长子陈明晓、次子陈汉晓。

现今以吴凡伟、张大景、陈敏、陈明晓、陈汉晓、刘文刚等为代表的“铁杆中医”精英团队，以振兴陈其昌湿证中医药学术流派为己任，挖掘和实践前辈湿证中医理论精粹，以期发扬光大，为振兴中医学做贡献。

整理者简介

吴凡伟，主任中医师。现为深圳市宝安中医院（集团）副院长，广州中医药大学教授、硕士研究生导师。三代家传，清末河南名医陈其昌先生第六代传人，自幼跟师第一批全国名老中医钟明远先生及其大弟子黄淼松先生。崇尚汉唐时期的中医医术，主张回归四大经典，传承古中医学术体系，从多维度进行辨证论治。

整理说明

《寒温穷源》系清·陈其昌撰。陈其昌（1855—1938），字兆隆，河南省获嘉县后寺村人。清末岁进士，兼修医道。其医德、医术之高，在当世颇负盛名。本次整理以1917年河南商务印刷所出版发行的版本为底本，以2020年中原农民出版社印行的《湿证发微》为主校本，书中所引《黄帝内经》《伤寒论》等的内容以通行版本为他校本。

《寒温穷源》均予以全书总校，具体问题的处理，详见以下各点。

1. 将底本竖排格式改为横排，繁体字统一改为规范简体字，加标点。

2. 凡底本中表示文字位置的“右”，一律径改为“上”，不出校记。

3. 底本原目录与正文标题不附，且无页码标注，兹依据正文内容重新编排目录。

4. 底本药名中的不规范用字，一律按国家标准化名称径改，不出校记。

5. 凡底本中的通假字、异体字、古今字，一律径改为规范的简体字，不出校记。

6. 凡底本中形近或音近而误的明显错别字，一律据文义径改，不出校记。

7. 凡底本中的疑难字、冷僻字、异读字均注音，并酌情加以注释。

8. 对底本中较长的段落适当进行了分段，不出校记。

9. 陈其昌先生所著《寒温穷源》原著为二十九法。为让读者更加全面地掌握陈其昌先生的学术思想，特由本书整理者吴凡伟主任中医师将陈其昌先生所著《寒温穷源》的核心思想，浓缩为独立一法，作为第三十法附在本书。

10. 陈其昌先生所著《寒温穷源》《湿证发微》两书，目前很难见到珍贵的原本。为了方便读者对照原本参阅学习，特在本书之后，附录《寒温穷源》《湿证发微》两书的影印版本。

在整理本书的过程中，发现有些内容不尽符合今人看法，本着古为今用、保持原貌的原则，未予改动，祈望读者自裁。另外，限于水平，书中谬误，敬请读者提出宝贵意见，以便再版时修订提高。

《寒温穷源》原序

今之延医者，动曰某为“伤寒手”，某为“温证手”，似乎伤寒、温证之有分矣。及至登堂诊视，在伤寒家，则报曰“伤寒”，在温证家，则报曰“温证”，似乎伤寒温证之又无分矣。

夫寒为阴邪，温为阳邪，原昭垂于宇宙间，而顾听转移于悠悠之口，历千百年未有底止。此非不读书者之过，不善读书者之过也。《内经》平列六气，凡风、火、暑、湿、燥、寒诸邪，皆有一定形模，丝毫不能假借。乃“热论篇”有曰“温病者，皆伤寒之类也[1]”，又曰“人之伤于寒也，其为病热[2]”。

盖以六气之邪，在太阳必作寒，在阳明、少阳必作热。其言寒言温，即概指六气言之也。仲景祖此意，著《伤寒论》，虽专即风寒立说，而风为阳邪，言风而凡类于风者可推。寒为阴邪，言寒而凡类于寒者可想。是《伤寒》一书，亦活泼泼地之书，非专言寒之书也。

前清诸名儒起，以“热论篇”与《伤寒论》，为专言寒书，极诋汉晋以来诸名医以伤寒治温证、以温证治伤寒之非，别为温病论说，与伤寒分为乾坤两大扇，遂将此道肢解骨碎，捣成肉糜矣。

[1] 温病者，皆伤寒之类也：引自《素问·热论》，原文作“热病者，皆伤寒之类也”。

[2] 人之伤于寒也，其为病热：引自《素问·热论》，原文作“人之伤于寒也，则为病热”。

吾不敢谓寒即为温，温即为寒。但以此二书，为专言寒书，则吾断断乎不之信也。夫轩圣、岐圣、景圣虽往，其所著之书，与其所治之人，固依然未往也。吾即其所著之书，与所治之人，两两互勘之，觉六气虽有不同之性情，而未尝无或同之位置。位置既同，斯性情之不同者，亦胥归于同。

此伤寒有类于温证，温证有类于伤寒也。以伤寒治温证宜，以温证治伤寒亦宜也。但寒温互异，晚近来已聚蚊成雷。今欲以一得之见，破开千古疑团，诚非易易。虽然圣人之道如日星也，能蔽于一时，决不能蔽于万古。有心斯道者，诚能熟读《内经》《难经》与《伤寒论》等书，便拨云雾见青天矣，而何必以口舌争哉。

民国五年五月上浣[1]获嘉陈其昌兆隆序于仰岐斋之薖[2]所

[1] 上浣：即上旬。

[2] 薖（kē）：宽大的样子。

《寒温穷源》凡例

伤寒能传经，温证亦能传经。譬如雌鸡能飞，雄鸡尤能飞也。但其传经，由外而内，谓之伤寒；由内而外，则为温证矣。

寒温之说，发自仲圣，本有渊源。奈后儒讲经，各是其是，往往数典而忘其祖。今余揭明此道，将寒温二者，说得是一是二，则后世之业此道者，皆得心知其义，而不至以桀之犬吠尧，尧之犬吠桀矣。

篇中所言道理，率由心悟，间有与前贤相抵牾者。然余欲扩充此道，非欲与古人争意见也。后之学者，倘亦能匡余不逮，使此道炳如日星焉，则又余之深望也夫。

余所著《湿证发微》一书，虽专发湿气一条，然钤定六经说理，伤寒在其中，温证亦在其中。故此篇之作，亦是互相发明，而不欲学者故畦自封云。

伤寒由外而内，温证由内而外。识得内外对待的道理，则伤寒温证，万不可以不分。识得内无非外，外无非内的道理，则伤寒温证，可以分，亦可以不分。

寒温之性虽不同，而其散在六经，则无不同。散在六经，既无不同，则余所著之《湿证发微》，以之治伤寒可也，以之治温证亦可也，要在神而明之耳。

《内经》所列之六气，微乎微矣，然《伤寒论》，即仿乎六气而作者也。《伤寒论》所陈之六经，微乎微矣，然余所著《湿证发微》，即仿乎六经而作者也。书有古今，理无古今。学者倘能即此一斑之理窥之，推之全豹之理，亦不外是。

余自幼喜易，尝以人身之阴阳不可知，乃观诸天地而恍然矣。天地之阴阳亦不可知，乃观诸图书而恍然矣。故以图书天地二者之阴阳，定人身之阴阳，有觉其千准万准，不溢一线者，故证候当前，虽未能明如透壁，然已粗识其大概矣。

《内经》《难经》《伤寒论》诸书，理皆玄远，兼之简帙浩繁，学者多望洋而叹。余著此二书，非敢谓能集群圣之大成也，特借端指点，俾学者知所趋向耳。

天不爱道，地不爱宝，人不爱情，余以公天下为心，故欲以活人济世之愿，期之同人，倘由少数推之多数，在在皆如是用心焉，则岐圣之书，将复明于天下后世，岂曰小补之哉？

目 录

寒温穷源

荻嘉陈其昌兆隆著　同里贾道中达五校阅

伤寒温证精粹说

六气由外而来，便谓之伤寒。伤寒者，时气也。六气由内而发，便谓之温证。温证者，伏气也。夫六淫岂必皆寒，但既伤在外之太阳，便皆作寒。六淫岂必皆热，但既附在内之少阳，便皆作热。

然伤寒有寒亦有热，温证有热亦有寒，不得谥以窥之也，何者？

以温、燥、寒来伤寒，固谓之正伤寒。倘以风、火、暑来伤寒，则谓之杂伤寒矣。杂伤寒者，即桂枝、青龙、香薷等证也。

以风、火、暑来酿热，固谓之真温证。倘以湿、燥、寒来酿热，则谓之假温证矣。假温证者，即湿温、瘟疫等证也。

顾伤寒时气也，未必无伏气与乎其间。温证，伏气也，未必无时气冒乎其上。故不知寒温之理者，二者不可以不分；晓得寒温之理者，二者可以分，亦可以不分。

伤寒温证通融说

本是温证，而却冒有伤寒之皮相，治以麻、桂、青龙，谓之以寒治温；本是伤寒，而却藏有温证之内溃，治以防风通圣，谓之以温治寒。

表里双解，寒热并用，何必不是长沙家法？后之贤者，笑为混乱，别立赤帜，似乎前车既覆，不必故辙之重蹈矣。

奈温证初来，陈拟以麻杏石甘，吴拟以桂枝，喻氏温证三例，亦谆复于解表温经。笑人辛温，反自蹈辛温，总是寒之一字，芥蒂其心，故持论骑墙也。

余特拔其芥蒂，使寒温治法两融，何至桀犬吠尧，尧犬吠桀乎。

伤寒温证两分说

时气便谓之伤寒，湿、燥、寒为寒，风、火、暑亦寒，以其属太阳寒水也。伏气便谓之温证，风、火、暑为温，湿、燥、寒亦温，以其属少阳相火也。既属太阳，其气全在地上，脉来必浮；既属少阳，其气半在地中，脉必不能浮。

太阳为诸经顶上之圆光，譬如雨露之降，必先落在头上。少阳为诸经引火之炸炭，譬如盖砖既揭，火星必为之齐飞。太阳亦有热邪，但现在太阳甲里，譬如热物投之冰室，热亦暂寒矣。温证亦有寒邪，但现归少阳掌握，譬如凉物放在火盆，凉亦化热矣。

治伤寒于未传经之时，只宜温散。待到传经，看其传在某经，即从某经讨生活。治温证于邪未溃之时，只宜凉散，待到邪溃，审其溃在某脏，即从某脏辨理由。

伤寒为邪自外来，如需之云上于天；温证为邪自内发，如豫之雷出地奋。一水一火，昔贤劈为乾坤两大段，其此意也夫。

伤寒温证合一说

今试置一水于此，语人曰此中有火，人未必不瞿然惊。且置一火于此，语人曰此中有水，人未必不愕然骇。然亦不必惊，不必骇也。阴证变阳，非阴在此阳来变之，阴中自有阳也。阳证变阴，非阳在此阴来变之，阳之中自有阴也。

所以然者，天下之物，莫不有太极。太极者，阴阳也，天一生水，必兼地六所成，水乃完其为水。地二生火，必兼天七所成，火乃成其为火。使但指生水者为水，生火者为火，是犹父母共生一子，但知其为父之子，不知其亦为母之子也，有是理乎？晓得此说，则吾所谓伤寒、温证合一者，不烦言而解矣。

时气谓之伤寒，伏气谓之温证，部位不同也；寒邪谓之伤寒，热邪谓之温证，性质不同也。顾伤寒固为时气，时气未必不藏有伏气；温证固为伏气，伏气未必不冒有时气。伤寒固为寒，寒未必不夹热；温证固为热，热未必不夹寒。然此犹就其一彼一此，对待者言之也。

伤寒固为时气，由表入里，时气无异伏气；温证固为伏气，由里达表，伏气无异时气。伤寒为寒，阴极阳生，寒转为热；温证为热，阳极阴生，热转为寒。移步换形，二者虽有定名，何有定气乎？

余以为伤寒有六经，温证亦有六经。伤寒有六淫，温证亦有六淫。初起时之脉之证，合乎伤寒，即以伤寒治之，合乎温证，即以温证治之。但初起之脉证可定，传变之脉证难定。难定而欲有以定之，惟不执其死格之寒温，只论活法之阴阳。晓得阴阳活法，伤寒治以温证可也，温证治以伤寒亦可也。

伤寒温证辨似说

或曰：温热治法，昔贤用辛温解表，时贤用辛凉解表，二说孰胜？

余曰：汉晋诸贤，温证初起，无汗用大青龙汤，有汗用桂枝汤，是以伤寒治温证也。嗣后刘河间作双解散，统治四时温证伤寒，是以温证治伤寒也。

本朝吴鞠通辈，力斥其非，遵照《内经》，改用辛凉矣。余以为晓得个中道理，以伤寒治温证可，以温证治伤寒亦可也。晓不得个中道理，以伤寒治伤寒非，以温证治温证亦非也。

或曰：伤寒温证，同欤？不同欤？

余曰：同而不同，不同而同也。六气由外而来，不曾有伏气与乎其间，谓之曰伤寒。六气由中而发，不曾有时气与乎其间，谓之曰温证。

然时气之伤寒，即伏气之温证，伏气之温证，即时气之伤寒。故明于伤寒者，即能治温证矣。明于温证者，即能治伤寒矣。

或曰：伤寒温证，其究竟固无不同矣。初学欲业岐黄，当从何问津乎？

余曰：伤寒治法，遵照《伤寒论》，无庸言矣。温证多端，大要分为两种：温为冬不藏精之温，是为纯阳无阴。吴氏条辨，自是千古不磨。温为“冬伤于寒”之温，是为阳中兼阴。

余所著《湿证发微》，窃愿持以问世矣。然善治者治皮毛，伤寒始发，当言风寒两途。温证初来，宜辨燥湿两种。熟读《内经》兼择百家，何患无门径乎？

或曰：六淫在外为伤寒，果绝无温证者乎？六淫在内为温证，果绝无伤寒者乎？

余曰：在外固有温证，而为无伏气之温证。在内固有伤寒，而为直中之伤寒。然温冒以寒，则仍为伤寒；寒郁为热，则仍为温证。为寒为温，神而明之，存乎其人矣。

“冬伤于寒，春必病温”“冬不藏精者，春必病温”说

《内经》云：重阴必阳，重阳必阴。即继之曰“冬伤于寒，春必病温”，是言温病之定有伏气，不得谬言无伏气也。张长沙虽有温论，奈寥寥数则，未曾透发其义，以致后之谈经者，言人人殊。

汉晋以来，讲“冬伤于寒”句，谓贫家奔走之子，冒寒作劳，劳积热发，周身经络，都从温化。来春阳盛，遂引之而动矣。据此说来，只得谓之“冬伤于热”而已矣。且谓贫家奔走作劳，春必病温。彼富家不奔走作劳，遂不病温乎？

本朝诸儒，以其说之费解，改诠“冬伤于寒”，为“冬不藏精”之互词。将两项纽作一串，恐亦非经之本旨也。余以为“冬伤于寒，春必病温”与“冬不藏精，春必病温”不必纽作一串，可以此两项作为温证两大头脑，即如仲景作《伤寒论》以风寒二者，作为两大头脑也。

呜呼！轩岐往矣，断不能起之九泉，而问其如何解说。但轩岐往，其所治之人未往也。余即所治之人，悟所治之法。古人有知，当乐引余为同调矣！反古云乎哉？

温证伏气张长沙本《内经》著有定论，后儒谓纯属时气无有伏气说

寒温两邪，为医林疑窦，古今大惑。自张长沙作《伤寒论》，渊源于《内经》，亦不拘泥于《内经》，将“伤寒”一证，说得千变万化，莫可端倪。后世言寒者，靡然信从，莫敢狂吠。温热一证，长沙未有全书，海内医士，纷纷异论，迄今未有底止。

汉晋以来，温证治法，率祖《伤寒》，以《伤寒》之书，言寒亦兼言热也。后世儒医叠出，谓《伤寒》治寒，不可治温。刘河间首创“热病论”，吴又可亦有《温疫论》，吴氏鞠通著《温病条辨》，各欲拔戟自成一队。所可异者，讲“冬伤于寒，春必温病”句，谓“冬伤于寒”即伤于寒水之经，乃“冬不藏精”之互词，竟谓寒气栗烈，断无可伏之理。

呜呼！以命世大儒，而为此悖经之说，吾不知其何说也。喻嘉言温证三例，以“冬伤于寒，春必病温”主三阳，“冬不藏精，春必病温”主少阴。既“冬伤于寒”，又“冬不藏精”，同时并发，谓之两感，似乎稍有揣摩，惜乎其言之未畅也。

余以为，“冬伤于寒，春必病温”为阳证夹阴之温。“冬不藏精，春必病温”为纯阳无阴之温。所以然者，人身如小天地。天地之气，由厥阴而少阴而太阴，而阳明而太阳，往而复还，还而复往，全赖一少阳之气，为之留贯于其间。

《经》所谓：凡十一脏，皆取决于胆也。时当盛寒，少阳之气，盘伏于九重渊底，如奇花初胎，婴儿未孩，待到斗柄回寅，阳气由内转外，历阶而升，千形万状，始罗列于地上矣。

冬伤于寒者，寒气伏于骨髓，由寒壅湿，必弥漫于太阴，周身经络，早从湿化，但阳气太微，未能和盘托出。春月发陈，湿气随热气而动，于是舌苔滑白，胸膈痞闷，头目眩晕，肢体怠惰，诸太阴证纷来矣。冬不藏精者，虽不必有寒气之存，而未必无燥气之存，何者？

精者，水也。水精不藏，燥气自加，燥气既加，自归阳明。周身经络，都从燥化。春月发陈，少阳之气本甚鸱张，燥气再与此和。譬如炎炎之火，委以干槁之柴，欲其不燎原也，得乎？

夫均一少阳也。发于太阴，则为阳证夹阴，即俗所谓湿温也。发于阳明，则为纯阳无阴，即俗所谓温热也。湿温宜兼扶其阳，温热宜专理其阴。鞠通治法，为不谬矣。

然吾所以不甚满意者，以其平列六气，定执四时以求病，竟如刻舟而求剑也。夫刻舟求剑而能治病乎哉？

或曰：据子所言，湿温证夏秋固多，春冬亦有之。湿热证春夏固多，秋冬亦有之。当就人之身论证，不当拘天之时论证矣。但温证多端，此二者遂能包扫一切乎？

余曰：湿温证为阳证夹阴，夏月之暑温，秽湿之瘟疫，都包在此证中。温热证为纯阳无阴，春月之风温，夏月之温疟，都包在此证中。治温晓得此两种，虽万变不离其宗矣。

但温热治法，陈氏、吴氏率能推阐无遗。湿温治法，间有未中肯綮。余故穷源竟本，透发经旨，为千古大开疑窦。虽曰一得之见，未免有悖前贤。然孔子系易，不必尽本羲文；仲景作论，不必尽泥岐黄。发前圣所未发，正欲备前圣所未备，岂忍人云亦云，听天地间有遗理乎哉？

或曰：湿温治法，吴陈两家未甚中肯，亦有说乎？

余曰：张长沙著《伤寒论》，阳明证时时顾人津液，少阴证时时顾人元阳。阳证顾阴，阴证顾阳，自是平和正论。况湿温之证，太阴证也，外虽有热，不过为少阳之傀儡，偏治其湿，而其热自罢。陈氏阐明此证，沾沾以顾津液为说。吴氏虽无此说，其于阴阳夹杂等证，率用“刚柔两平”，未知讨巧治法。是则不和鄙意焉尔。

或曰：温证亦有表乎？

余曰：六经皆有表，六气亦皆能伤表。惟太阳寒水，为六经之总表。无论为伏气，为时气，为阳证，为阴证，但观其现在见证，有太阳寒水情状，便可先和其表，表证既罢，再随势和其里可也。

太阳本寒标热治法说

六淫伤及本寒，谓之伤寒，六淫伤及标热，亦谓之伤寒，以太阳标本虽皆具，而标之热，固统于本之寒也。

今试即其义而推广言之，本寒而遇湿、燥、寒，是寒与寒合，解表宜用专剂。本寒而遇风、火、暑，是寒与热合，解表宜用兼剂。标热而遇风火暑，是热与热合，和表宜用专剂。标热而遇湿燥寒，是热与寒合，和表宜用兼剂。

以寒遇寒，谓之水归其壑。以寒遇湿，谓之土反其宅。以寒遇燥，谓之母从其子。合邪不同，治法则同，以其眷属一家也。

以寒遇风，谓之风行水上。以寒遇火，谓之水火未济。以寒遇暑，谓之火来乘水。合邪不同，其治法亦不同。以其不眷属一家也。

以热遇火，谓之离明两作。以热遇暑，谓之土润溽暑。以热遇风，谓之木来生火。合邪不同，治法则同，以其眷属一家也。

以热遇湿，谓之热湿交争。以热遇燥，谓之冰炭相反。以热遇寒，谓之炎凉异性。合邪不同，治法亦不同，以其不眷属一家也。

夫太阳为诸表之总表，任诸气天翻地覆，总以此一点为顶上之圆光。故以太阳而遇少阴，谓之太阳少阴。以太阳而遇太阴，谓之太阳太阴。以太阳而遇厥阴，谓之太阳厥阴。以太阳而遇少阳，谓之太阳少阳。以太阳而遇阳明，谓之太阳阳明。故人能晓得太阳面目，六经治法，皆在圈缋中矣。

或曰：风寒传经，《内经》一日二日等说，具有明文。温证传经，作如何形状？

余曰:《内经》所言，是概言夫经气，非决言病气也，究竟或循经而传，或专经不传，或越经而传，固未可按图以索之也。温为阳邪，犹之风也，湿为阴邪，犹之寒也。初起倘有头痛、恶寒等证，遵前法一药便愈。

万一邪气不服，或循经而传，或越经而传，或专经不传，察其所窜何经，即从某经中讨生活，不必计日算证也。

余曾记运气诀云：病若不是当年气，看与何年气运同，能从某年参活法，方知都在至真中。观此愈知时日之不必拘矣。

六淫伤本寒伤标热，其中错综变化之精粹说

人身之躯壳，浑浑沦沦，包裹于外者，太阳也。宇宙间之地球，浩浩渺渺，磅礴于外者，亦太阳也。人身之太阳不可知，天地之太阳则可见。观天地之太阳，便知人身之太阳矣。

气之逼近于天者，荒荒凉凉，寒气最是难耐，所谓本寒也。气之附近于地，虽亦为寒，尚非甚寒，宛若有煦和之气者，所谓标热也。此热与少阴本热，其间不能以寸，然只得谓之太阳，而不得谓之少阴也。

今试置一缸寒水于此，取一寒石投之固寒，取一热饼投之亦寒。盖寒气当权，寒邪到此化寒，热邪到此亦化寒。此六淫伤本寒之说也。今试置一缸热水于此，取一热饼投之固热，取一凉石投之亦热。盖热气当权，热邪到此化热，寒邪到此亦化热，所谓六淫伤标热之说也。

世人只知寒邪传经，不晓热邪传经，且其言传经也，泥于一日二日等说。如摇铃家，习为口头学问，大言欺人，岂知《内经》详言病气，并及经气，示人以经气、病气之相值与不相值，从中寻一讨巧治法，非徒令人计日算证也。

以愚意论之，传经不宜计日数，惟宜论阴阳，其人素偏于阳，邪即从阳化，素偏于阴，邪即从阴化。水流湿，火就燥，不啻烛照数计而龟卜矣，何必以日数决之？虽然六气之伤，本寒与标热，余前说备言其形状矣。但条件繁多，不得其要领。或有眩惑莫定者，试再取前说而约略言之。

彼阴与阴合，阳与阳合，不必论也。若阴中有阳，阳只为些须之阳，则只略平其阳，如桂枝汤之用杭芍。若阳中有阴，阴只为些须之阴，则只略治其阴，如麻杏石甘之用麻黄。万一反客为主，阴中有阳，

阳为壮阳，即如一缸冷水变为热水也，自宜重平其阳。阳中有阴，阴为盛阴，即如一缸热水变为冷水也，自宜重暖其阴，变寒化热，随时制宜。

故曰：晓得个中道理，以伤寒治温证可，以温证治伤寒亦可也。

太阳少阴密切之关系与其初病寒热说

太阳寒水，本寒标热。譬如人在天地，南向而立，头顶北斗，脚踏南斗，北斗出地三十五度，其位最高，与水宿玄武为邻，其气极寒。南斗入地三十五度，其位极卑，与火宿朱鸟为邻，其气极热，两极相对，蝉联一气，非画疆而王也。

但即其北而数之，则本寒而标热，即太阳气也。即其南而数之，则本热而标寒，即少阴气也。即两两互根言之，则寒中有热，热中有寒，即太阳少阴之中气也。

夫寒热只一般寒热，部位却有两般部位。部位即有两般，故邪之由表而来者，虽有里面诸寒热，总属表之里。邪之由里而发者，虽有表面诸寒热，总属里之表。如咳噎而喘，呕渴而满，里证也，但解其表而里自罢，小青龙是也。四肢沉重疼痛，表证也，但温其里而表自和，真武汤是也。

然里面之寒热易明，表面之寒热难认。太阳本寒，以湿燥寒来伤寒，以寒助寒，而必恶寒。以风火暑来伤寒，以热激寒，而亦必恶寒。二者初头虽寒，移时便不寒。彼麻黄证之或以发热，或未发热，桂枝证之啬啬恶寒，翕翕发热，可验也。

万一反客为主，风火暑之气太重，将太阳之本寒，包扫一切，周身经络，皆从热化，则是太阳中火，不得谓之太阳伤寒也。学者亦晓其理焉可也。

《伤寒论》书后

太阳寒水为十二经之表之一大总表，其气与天地相往来，脏腑相流通，外邪能干之，内邪亦能干之，故为风为火，为暑为湿，为燥为寒，以及饮食起居诸邪气，莫不如蝇之攒，如蚊之集，纷至沓来，于无何有之乡，非具一缕清思，而欲定证于走马观花，断断乎其难也。

仲景《伤寒》为方书之祖，发挥轩岐奥旨，如尧舜之后生一孔子，其人千古不可无一，不能有二也。奈世远年沿，编残简断，笺注之家，千千万万，将此书捣成肉泥，莫有指归，书名“寒”字，竟成千古疑窦。

有作寒水之经解者，有作寒水之气解者，纷纷论辩，聚蚊成雷。余以为书名“寒”字，可诠作寒水之经，篇内“寒”字，可诠作寒水之气。夫均一寒字，而分为两解，毋乃创甚，而非创也。

盖综观于天地之远，人身之近，古训之明，而有以知其说之必不谬也。大都六气在表皆能令人作寒，湿燥寒为寒，风火暑亦寒也。六气在里，皆能令人作热，风火暑为热，湿燥寒亦热也。《素问》曰：人伤于寒，其为病热。《难经》曰：伤寒有五，有伤寒，有温热，有风温、暑温、湿温。可见《伤寒》原为外感之书。

外感者，感于外之六气也，六气者，时气也。时气即寒气也，顾以时气为寒气，亦必说明其所以然之故。太阳为寒水地方，六气到此，皆化作寒，故皆谓之伤寒也。世人不晓个中之故，遂疑专为寒邪而作。

彼世之龌龊者，无论也，即如吴氏鞠通，明知太阳中风与太阳伤寒不能牟尼一串，乃解风字为西北栗烈寒风，欲强纽风作寒。夫果风亦为寒，仲景何不概主以麻黄汤，而必别作桂枝汤耶？且鞠通著《温病条辨》已指风为阳邪矣，至此又定为阴邪，非矛盾而何？陈修园晓得天地气运，其注《伤寒》一书，专就气运上谈理，可谓独具只眼，奈又作《伤寒串解》，将寒证纽成一串，自以为能把伤寒熔成汁、倾成锭，如铁板钉钉也。

岂知轩岐以后，前四大家，后四大家，非不名噪一时，而推仲景为圣人，正以其书活泼泼地，不肯专就一方谈理也。倘如此说，名为宗仲景，而实诬仲景矣。仲景之书，亦是遵照《内经》，平列六气。但他人遵经，率多拘泥，仲景遵经，颇善斡旋。

伤寒传经一说，《内经》只言热邪，仲景并言及寒邪，说得变寒化热，天花乱坠，虽不遵经，实善遵经也。后世泥于“寒”之一字，以“伤寒”为言寒书，“温、湿、暍”为言热书，竟以此作为乾坤两大扇。

呜呼！伤寒果皆寒也哉，温湿暍果皆热也哉？

或曰：平分六气，便当按六气论治，乃风主以桂枝，寒主以麻黄，温主以麻杏石甘，湿主以羌活胜湿，暍主以香薷，一概主以辛温何也？

余曰：六气虽不同，而其伤在寒水则同也，辛温正所以散其寒水也。

或曰：邪在寒水，概以寒水治之。邪在君火，亦概以君火治之乎？

余曰：然也。但寒水之太阳，有本寒，有标热，虽同为表，而深浅不同。君火之少阴，有本热，有标寒，虽同为里，而炎凉互异。犹之阳明燥火也，而亦有寒。太阴湿寒也，而亦有热。少阳有寒热往来，厥阴有厥热胜复，泥一端以求之则非矣。

或曰：同此一气，而有从阴从阳之不同，何也？

余曰：文王改先天为后天，欲握重于后天也。后天者，中气也。中得其平，东西南朔，胥得其平。若中偏于寒，则邪从寒化，由太阴而少阴矣；中偏于热，则邪从热化，由太阴而少阳矣。少阴水也，水能生木，必并见足厥阴诸寒证。少阳火也，火生于木，必并见手厥阴诸热证。晓得此理，何必以伤寒为寒，温证为热乎？

或曰：据此说来，天地之气竟不分阴阳乎？

余曰：余非谓天地不有阴阳，正言出入造化者，当活看阴阳也。

或曰：《湿证发微》专发湿邪一条，岂活看之义乎？

余曰：余专言湿证，犹仲景作《伤寒论》，专言风寒也。风寒有六经，温湿暍岂无六经乎？风寒之气能传经，温湿暍之气岂皆土鸡乎？余举示以此，正欲学者隅反。譬如游大海之指南，既能识南，岂不能识北？既识南北，岂不能识东西？但难为不读书者道也。

寒经认为寒气俗说惑人说

总六淫为伤寒，人多不了了者。亦不过以风火暑之为热也，岂知风火暑为热，太阳寒水则为寒，热来加寒，便是热中有寒。治寒以桂枝，便是治寒不远热。治热以白芍，便是治热不远寒。虽曰仲景之法，亦是《内经》之法也。

夫风火一气也，知风便知温与暍矣。温伤太阳，暍伤太阳，仲景详其法，未出其方，殆引而不发之意云尔。本朝名儒，宗仲景桂枝汤，温拟以麻杏石甘，暍拟以香薷，其法之妙，不亚桂枝，乃法祖乎仲景，惟于伤寒“寒”字不敢丝毫异议，且为之支吾躲闪，勉强附会，非畏仲景也，畏俗说也。夫以俗说之故，致使千古豪杰，一齐俯首。俗说之溺人何如乎？

《伤寒》一书，总言六淫之书也。《内经》言六经，法极精详，《伤寒》则精详之中又精详，说得六经变化，如欢龙活虎。奈世远年沿，拘文牵义，囿于俗说，竟使仲景欢龙活虎之书，成为土鸡瓦犬，莫能四达不悖，是诚天地间一塞会也。

余束发受书，曾闻先严曰：习医不晓《伤寒》，终庸医也。乃捧读《伤寒》，兼采诸儒注说。其中捏风作寒，虽亦各有成说，于理终觉未畅。嗣后沉潜《内经》，乃晓然于天地阴阳，原是牟尼一串，割裂视之不得也。

顾吾思诸儒，皆命世豪杰，综观各家全集，类皆能登仲景之堂，而食其精粹者，所遗者特肤末焉耳。如食瓜然，诸儒扒其瓤，余并劈开其皮，庶几仲师佛灯，再照人间。诸家论说，胥归和平，医林中永不闻聚蚊之雷矣。

或曰：皮面既去，里面精粹如何？

余曰：里面精粹，即传经也。余尝谓邪气传经，如堪舆家之寻龙，有随地而变之龙，有到底不变之龙。其随地而变者，在伤寒，如邪到阳明便为阳明证，邪到太阴便为太阴证；在温证，如邪伤太阳便为太阳温证，邪伤阳明便为阳明温证。

其到底不变者，在伤寒如邪偏于阳，始终皆传阳经，邪偏于阴，始终皆传阴经。在温证，如水附于肝，便谓之肝水，水附于心，便谓之心水。盖皮毛既去，劈肌析理，无不迎刃而解。

或曰：据此说来，温证亦列在伤寒中矣，乃《经》又有温证之说，何也？

余曰：六淫之即时而发者，谓之伤寒。六淫中里，未能即发，必待他日而后发，则谓之曰温证。故《经》曰：温病者，皆伤寒之类也。

或曰：六淫传里皆作热，何也？

余曰：太阳标热，与少阴本热，阳明燥热合化为病，故作热也。其有不然者，必其人三阴蓄有久寒矣。故《内经》论传经，但言热不言寒也。

或曰：《内经》言热不言寒，仲景作《伤寒论》言热兼言寒，毋乃反经欤？

余曰：此正其所以为仲景也。使仲景依样画葫芦，则亦诸家模棱之说也，何以为仲景乎？

辛温辛凉解表说

汉晋以来，伤寒温证和表，率用辛温。本朝名儒踵起，兼用辛凉，后学乃莫知所适从矣。余欲举起所以然之故，倾囊倒箧而出之，与同心人共质焉。如天地间都是和气，阴与阴合，阳与阳合，和也。阳来和阴，阴来和阳，亦和也。天地间都是戾气，阴伤夫阴，阳伤夫阳，戾也。阳来伤阴，阴来伤阳，亦戾也。

夫天地间之和气，吾无论焉矣，试专即天地间之戾气言之。六气有太阳寒水经也，寒湿伤之，是为同类之伤。风热伤之，是为异类之伤。同类来伤，则有以助其寒水之气而头痛恶寒。异类来伤，则有以激其寒水之气而亦头痛恶寒。助其寒而恶寒，宜辛温解表，麻黄汤是也。激其寒而恶寒，亦宜辛温解表，桂枝汤是也。倘太阳本寒，兼见太阳标热，则温而兼凉，大青龙汤是也。

张长沙著《伤寒》后，世医于温证初起，无汗用大青龙等汤，有汗用桂枝汤，皆温兼以凉。吴鞠通著《温病条辨》，恶寒用桂枝汤，不恶寒用银翘、桑菊等汤，亦温兼以凉。可见太阳本寒证多，辛温表散何疑；太阳标热证多，辛凉清解亦妙。前圣固可师，后贤亦何必不可法乎。

或曰：太阳之标热，合以少阴之本热，作如何主治？

余曰：此表里合热也，宜银翘散合黄连阿胶汤主之。

或曰：太阳之标热，合以阳明之燥热，作如何主治？

余曰：此亦表里合热也，宜银翘散合白虎汤治之。

或曰：三热之脉不同与？

余曰：太阳标热表热也，其脉必浮。少阴本热，阳明燥热，其热在里，脉必不能浮也。

或曰：三证之热有辨与?

余曰：太阳标热，翕翕发热也，摸之虽热，按之则似不热矣。少阴本热，心烦必甚。阳明燥热，口渴必甚。兼以他证辨之，则了然矣。

或曰：里有结热，外现头痛恶寒，作如何主治?

余曰：破其结热，而诸证自罢。

或曰：里有结寒，外现头痛恶寒，作如何主治?

余曰：破其结寒，而诸证亦罢。太阳诸表之一大总表也。其为有表无里之表，则但和其表，勿动其里。为表主乎里之表，和其表，即所以和其里。为里犯乎表之表，和其里，即所以和其表。学者能识得治表一法，思过半矣。

寒气寒经折衷一是说

《伤寒》之书不明于天下也，千有余年矣。《伤寒》“寒”字，有指为寒水气者，有指为寒水经者，千古聚讼，莫有指归。余以为诠作寒经，较为圆稳，使诠为寒气，直是此书专为寒邪而发，开端便当曰“太阳伤寒”，先言“中风”何为乎？且篇内明有“病发于阳，病发于阴”等句，强纽风作寒，不几诬圣言乎？

且呼时气为伤寒，在轩岐作《内经》之时为然，扁鹊作《难经》之时为然，仲景作《伤寒论》之时为然。即至今，虽妇人孺子亦呼时气为“伤寒”，如曰里巷俗语，未足深信。彼轩岐等，皆医中圣人，岂非确有可信者乎？

夫邪在外必作寒。《经》曰：温病者，皆伤寒之类也。是言六淫热气，皆从寒水而来也。邪在里，必作热。《经》曰：人之伤于寒也，则为热病。是言在经寒邪皆传里而化热也。是由轩皇，历二帝三王，以及汉魏数千余年，莫不呼时气为伤寒矣。奈何至于今而狂吠不休乎？彼岂不曰伤寒原以扶阳，一有热邪，则辛温扶阳之法，说不去矣。

然麻桂之中，佐以芍膏等味，则何意乎？吾儒穷经，原宜凭理，明知其理之不可从，而犹隐忍以从之，不几于掩耳盗铃乎。且吾之为此说，虽曰骇俗，实欲宗经，经旨既合，则与病机亦合矣。

如湿燥寒之伤本寒，以寒遇寒，是为纯寒，即以麻桂等法治之可也；风火暑之伤标热，以热遇热，是为纯热，即以银翘等法治之可也。惟湿燥寒之伤标热，风火暑之伤本寒，为寒中有热，热中有寒，以麻杏石甘等法治之可也。既不悖于古训，亦不违于时宜。俾千古疑窦，一旦而开，岂非此道中一大快事乎？

伤寒解表折衷一是说

表之为说难以哉，仲景著《伤寒论》，详言风之伤卫，未曾言寒之伤荣。后之著书者，以风卫寒荣并举，以为阳还伤阳，阴还伤阴，亦知理之言。但荣行脉中，卫行脉外，以桂之冲和者，反治在外，麻之迅升者，反治在内，其说似不甚合矣。

后柯韵伯、陈修园等，以其说之欠圆，合风寒而为一，不论邪之性质，惟论病之部位。邪在肌腠，便治以桂枝；邪在皮毛，便治以麻黄。使麻外桂内，较前说似为稍胜。

然风为阳邪，寒为阴邪，合阴阳而混以施之，恐亦非仲景之本旨也。夫天下之理有万，析之原不厌其烦。吾心之理本一，合之乃能尽其大。

风为阳邪，固能伤卫。伤卫者，伤夫卫之气也，即《内经》所谓热伤气之义也。寒为阴邪，亦能伤卫。伤卫者，伤乎卫之形也，即《内经》所谓寒伤形之义也。

惟其所伤在气，故只作身体寒热；惟其所伤在形，故并使筋骨疼痛。以桂之冲和者，治其有汗之虚邪；以麻之迅升者，治其无汗之实邪。岂非性质不杂，部位亦不乱耶？愿并以告示之善治伤寒者。

六气传经之精粹说

六气传经,《内经》分有数种，要而言之，不过曰表里传、克贼传而已。表里传者，如一传太阳，二传阳明，鱼贯而入之传也；克贼传者，如肺病传肝，肝病传脾，不间脏之传也。

大凡病之轻者，率表里传；病之重者，率克贼传。表里传，则人身之脏器为主，而邪为奴。克贼传，则天地之邪气为主，而脏为奴。

然再觇缕言之，克贼传固为正不敌邪，表里传亦为正不敌邪。病虽有轻重，而其元气之伤则一也。人身如小天地，天地之气有运行，有克贼，人身之气亦有运行、克贼。

故运气钤法、棺墓图局，以及河图等书，学者万不可不明其理。然不晓身之经络脏腑，药之君臣佐使，徒高谈天地阴阳，亦未免言大而夸也。

《伤寒》一书，讲六气传经之书也。阳邪率传阳经，阴邪率传阴经。如水火然，既为水邪，其气必自上而下；既为火邪，其气必自下而上。

万一下之水腾于上，必其下先有水。火之邪陷于下，必其上先有火。然亦有通体皆水，而不无爝火之犹存，通体皆火，而不无支饮之微结。

业斯道者，亦通盘打算，审其元窍而已矣。

六气伤表之精粹说

六气伤寒，便谓之寒，亦不过就其现在情形，大概言之也。究竟六淫之性质不同，其有无兼气不同，其落在太阳甲里，深浅不同也。病之初来，惟审其脉浮，头痛恶寒，便知是太阳本寒的证。麻桂二汤，酌而用之可也。兼三阳，温散之中加清凉。兼三阴，温散之中兼温补。

其或绝不见恶寒等证，而惟见脉浮、头痛、发热等证，则是太阳标热，非太阳本寒也。热与热引，少阴本热，阳明燥热，必来与附和。其心烦，少阴证多者，清解之中加苦寒。其口渴，阳明证多者，清解之中加甘寒。

然太阳寒水也，水乐与湿合，不乐与燥合，亦本地亲下之义也。故两太合邪，兼见舌苔滑润、胸膈痞闷等证，余所制渗湿和表汤，自是此证妙品。要之太阳本寒表不寒，惟确见有脉浮、头疼恶寒诸寒证，方可从寒证中讨生活。如曰：六气伤寒，皆谓之寒，不妨概以寒治之也，不几如刻舟求剑也哉？

时气伏气辨惑说

或有问于余曰：六淫之感冒于外者，固皆谓之“伤寒”矣。六淫之直中于中者，其谓之何？

余曰：寒者，谓之寒中，热者，谓之热中。但即时而发者，则仍谓之“时气”。其不即时而发者，则谓之“伏气”。

或曰：六淫之伏于中者，皆随天地之阳而发乎，抑不皆随天地之阳而发乎？

余曰：有随天地之阳而发者，亦有不随天地之阳而发者。如冬伤于寒，先夏至为病温，后夏至为病暑，是随天地之阴阳而发也。若夏伤于暑，秋为痎疟；秋伤于湿，冬生咳嗽，是不随天地之阳而发也。然其人虽无天地之阳，而未必无本身之阳，何者？寒湿不能自动，其动焉者，皆少阳之气为之也。

或曰：少阳能动之，少阳不能胜之乎？

余曰：少阳能胜之，则为热胜于湿；不能胜之，便为湿胜于热矣。医者亦随其湿热之势治之可也。

伤寒名同实异说

太阳寒水，本寒标热，然标统于本。故六气之伤人，不谓之伤热，皆谓之伤寒也。

湿燥寒之伤寒，谓之同类伤寒。

风火暑之伤寒，谓之异类伤寒。

秋冬之伤寒，谓之正格伤寒。

春夏之伤寒，谓之奇格伤寒。

本寒之伤寒，谓之本气伤寒。

标热之伤寒，谓之标气伤寒。

三阳之伤寒，谓之阳伤寒。

三阴之伤寒，谓之阴伤寒。

内伤之伤寒，谓之类伤寒。

外感之伤寒，谓之真伤寒。

伤寒名同实异如是。

伤寒温证传经之浅显说

六淫之气，气也。脏腑之气，亦气也。气与气相往来，犹人与人相往来也。六淫自表传里，由太阳而阳明，而少阳，而太阴，而少阴，而厥阴，同也。六淫自里传表，由厥阴而少阴，而太阴，而少阳，而阳明，而太阳，亦同也。但表里之部分虽同，阴阳之性质不同。

风火暑为阳邪，阳邪乐传阳经。湿燥寒为阴邪，阴邪乐传阴经。何者？本天亲上，本地亲下，亦各从其类也。世之人推不开“寒”字藩篱，谬谓伤寒传经，温证不传经，是谓雌鸡能飞、雄鸡不能飞也，有是理乎？

解表而表不解说

《经》云：善治者治皮毛。皮毛者，外而天地，内而脏腑，升降往来之一大总场也。故解表者，有晓不得六淫性质，妄以阳治阴、以阴治阳而不解者。有认不得内外情状，妄以表治里，以里治表而不解者。有表邪太重，病重药轻而不解者。有表邪本轻，发散太过而不解者。

间有阳气衰败，不能作汗而不解者。阴津消蚀，不能酿汗而不解者。邪气太盛，得病便是坏证，令人措手不及而不解者。前诸不解，属乎人也；后诸不解，属乎天也。解表者，亦尽乎人、听乎天而已矣。

五行阴阳各具说

今之论五行者，莫不曰水阴也，火阳也，木阳也，金阴也，土则阴阳两平也。夫谓土为阴阳两平，信矣。而以阴阳分属木火金水则不察之言也。天下之物，莫不有阴阳，况木火金水之昭昭者乎。

水为天一所生，地六所成，气阳而质阴也。火为地二所生，天七所成，气阴而质阳也。木为天三所生，地八所成，气阳而质阴也。金为地四所生，天九所成，气阴而质阳也。人但即天地之所成者论阴阳，而不兼即天地之所生者论阴阳，直谓之不知阴阳而已矣。

或曰：河图左旋为木火阳也，右旋为水金阴也。然则图说非欤？

余曰：左旋为阳，而春为厥阴肝木用事，夏为少阴君火管局，仍是阳中有阴也。右旋为阴，而秋为阳明燥金用事，冬为太阳寒水管局，仍是阴中有阳也。

推之木火位于东南阳也，其对待则为阴。金水位于西北阴也，其对待则为阳，或为正化阴阳，或为对化阴阳，或为从化阴阳，使不能参透此中消息，而漫欲胶柱鼓瑟，其不至杀人如草菅也，几希矣。

朱丹溪养阴说书后

丹溪朱氏创为养阴之说，后贤张景岳、薛立斋辈，又从而张皇之，而芎、归、冬、地等物，遂为人世仙丹。彼盖以为阴者，水也，以水补水，实开天地未有之奇，而补轩圣、岐圣、仲圣之所未备。

呜呼！自有此说，其所全活固不下千千万万，其所诬死亦不下千千万万。何者？彼所谓水，乃天地间半面之水，非天地间完全之水也。虽溯乎水之源，推夫水之流，究不知水为何物也。

夫水天一所生，地六所成。生者，始其气也。成者，胎以形也。惟形成于地，故浸润而深沉。气禀于天，故周流而磅礴。阳统夫阴，阴承夫阳，斯乃为水之全相矣。如但以地二所成为水，而忘却天一所生一层，是犹父母共生一子，但知其为母之子，而不知其亦为父之子也，不亦诬乎？

且丹溪认水既差，故其认证亦差。夫世之水亏火炎等证，谓之水亏则可，谓之阴亏则不可。盖谓之水亏，则或补水阴，或补水阳，其法犹活。谓之阴亏，则但补水阴，未免只就一边谈理矣。

况虚劳家，寒者多而热者少。《经》曰：劳者温之。又曰：调以甘药。此为知本之论矣，专重养阴何为哉？

斑疹痧痘治法说

斑疹诸证，汉唐以来千有余年，率用辛温表散，主以升麻葛根汤，此汤即麻杏石甘汤之变制，亦即张长沙之遗法也。吴氏鞠通著《温病条辨》，矫伤寒治温证之弊，斥辛温之谬，羌活、麻、葛、西河柳等药，著为此证厉禁。遵用《内经》“热淫于内，治以辛凉”法，改主凉散，遂为此证。大开生面，而补前圣之所未备矣。

然吾纵观运气诸书，察见夫古今来之地球，形如鸡卵，少阴居于极底，次上为太阴，再上为阳明，再上则为太阳矣。少阳主风主火，游部也。冬月盛寒，阳气潜藏，沉于极底，与少阴为伍，待到春暖花开，阳气鼓动，或发于少阴，或发于太阴，或发于阳明，或发于太阳。

是其为阴为阳，部位虽不同，而其为斑、为疹、为痧、为痘，形形色色，灿呈于皮肤之上者，则同也。

但阳气畅茂者，率能透达无遗。阳气滞郁或歉弱者，多难历阶而升。升麻、葛根善发胃中阳气，能托毒外出，不使毒火内陷。然则此法为火添炭，非为虎添翼也。吴氏斥为悖谬，毋乃己则无理，反责人之有理者乎？

虽然吴氏通儒也，非漫无所见，好雌黄人物者比，彼盖以为，若毒皆发于皮毛肌肉，肺主皮毛，阳明主肌肉，就运气言之，二者皆属金，火来烁金，故主以凉散，亦可为凿凿有理矣。

余以为，诸证随温证而见者，谓之温斑、温疹、温痧、温痘，但治其温而诸证自罢。其不随温证而见者，可遵用仲景《伤寒例》，分六经论治。少阳虽属火，其发于少阴则为少阴少阳，发于太阴则为太阴少阳，发于阳明则为阳明少阳，发于太阳则为太阳少阳。

在太阳必兼寒水，在阳明必兼燥金，在太阴必兼湿土，在少阴必兼君火。或温散，或清解，或峻攻，或和补，惟随其各经现证以治之。或者其不陷于偏乎？愿奉商世之善治斯证者。

人身阴阳通于天地图书说

万物之生，负阴抱阳，久为老生长谈矣。不知此语，圣人发之，亦惟圣人知之，未亦浅近窥也。试觍缕言之。

人之一身，六腑在前，五脏在后。腑者，阳也，为天之气，脏者，阴也，为地之气。

天气必左旋，故由右边之金水陆续转到左边，则先盘旋于阳明燥金，然后结果于太阳寒水。地气必右旋，故由左边之金水陆续转到右边，则先鼓动于太阴湿土，然后发皇于厥阴肝木、少阴君火。人之处世，虽曰顶天立地，倘伏之使若图之龙马然，则脏阴在上，腑阳在下，其为负阴抱阳也，明甚。

夫人身其小者也，不观之天地乎？天位乎上，地位乎下，形虽不同，其实皆一气浑沦的。自上数之，最上为寒水，次上为燥金，中为湿土，次中为君火，末为肝木，下面木火逆上，便是上面金水。上面金水注下，便是下面木火。然金水在外，阴也，木火在内，阳也，其为负阴抱阳也，明甚。

夫天地其小者也，不观之河图乎。图自右旋，则由一九以至二八。图自左旋，则由三七以至四六。由三七以至四六，是木火之气动也。由一九以至二八，是金水之气动也。然金水在西北二方，阴也，木火在东南二方，阳也，其为负阴抱阳也，明甚。

夫以图书天地有形之阴阳，定人身中无形之阴阳，则凡所谓木火为灾，金水为灾，与夫由木火而转属金水，由金水而转属木火者，皆不啻烛照数计而龟卜也。

业此道者，果能熟读三经，并采诸家传注，则胸中先有成竹，迨至临证，虽未能一一尽合，然亦何至背道而驰哉？

少阳相火有二种说

少阳相火，说者纷纷，有谓太阳为表，阳明为里，少阳为太阳阳明之半表半里。有谓太阳为表，太阴为里，少阳为太阳太阴之半表半里。有谓少阳为游部，外而三阳，内而三阴，皆少阳之气游移于其间。是三说皆有理，而犹未尽其义也。

余以为人身如小天地，天地阴阳不同，斯人身阴阳不同。人身阴阳既不同，则夫少阳者，乃阴阳二气之发轫也，安能尽同乎？大凡邪之伤人，非自内而外，即自外而内，邪之发作处不同，故其为阴为阳亦不同也。

盖尝仰观天象，俯察球形，而有以知其理之必然矣。天在上，而其气则根于地下。如厥阴为一岁之始，由厥阴而少阴，而太阴，而少阳，而阳明，而太阳，是谓岁序之阴阳。地在下，而其气则发于天上。如太阳为一日之中，由太阳而阳明，而太阴，而少阴，而厥阴，而少阳，是谓日序之阴阳。

就岁序之阴阳言之，太阴之前一位为少阳，是为太阴少阳。就日序之阴阳言之，厥阴之前一位为少阳，是为厥阴少阳。太阴少阳，即古贤所谓湿火也。厥阴少阳，即古贤所谓风火也。为火虽同，而其来自阳分，来自阴分，则不同也。故曰有两种也。

阴阳开阖说

太阳为开，阳明为阖，少阳为之枢。太阴为开，厥阴为阖，少阴为之枢。注家未晰，余欲以鄙见解之。

太阳在外，故为开。阳明在内，故为阖。少阳为两阳之先锋，锋向外则开，锋向内则阖。是两阳之开阖，皆少阳为之也。

太阴在外，故为开；厥阴在内，故为阖；少阴为两阴之主帅，帅在外则开，帅在内则阖。是两阴之开阖，皆少阴为之也。

所以然者，阳主发散在外，故以在外者为枢；阴主收敛在内，故以在内者为枢也。

或曰：阴阳开阖，皆以二少为枢。其载在《伤寒论》者，亦有例之可举乎？

曰：少阳证，不渴，身有热，宜发汗，柴胡加桂枝汤主之，是以少阳转太阳也。

少阳证，心中痞鞕，呕吐而下利者，大柴胡汤主之，是以少阳转阳明也。

少阴证，腹痛，小便不利，四肢沉重疼痛、自下利者，此为有水气，真武汤主之，是以少阴转太阴也。

少阴证，吐利，手足逆冷，烦躁欲死者，吴茱萸汤主之，是以少阴转厥阴也。

然则二三日、五六日，古之人每欲执枢以运，亦不为无见矣。

伤寒言足不言手

《伤寒》言足不言手，说者纷纷矣。余以为皆无当于本旨也。《伤寒》言足不言手，犹之《伤寒》言寒不言六气也，何者？人身经络，不论上下论表里，手经虽在上而偏于里，足经虽在下而偏于表，表面皆太阳寒水地方。

故偶有寒祲[1]来袭，他经无恙，足先不支，在外焉故也。夫表者，里之纲也，折柳而藩其圃，蔬果便在其中。制衣而被其体，肤干便在其中。然则《伤寒》言足不言手，以言足即言手矣，岂伤足不伤手之说也哉。

[1] 祲（jìn）：指不祥之气。

天人合一说

天缺西北，日月西移。地陷东南，江河东注。余旷观天地，不禁旷然有感也。宇宙之大，阴阳二者而已矣。属乎阳者皆法天，法天必左旋；属乎阴者皆法地，法地必右旋。

以其法乎天者言之，厥阴为一岁之始，由左而旋，为少阴，为太阴，为少阳，为阳明，为太阳，皆属其未生之卦，地气上腾之象也；以其法乎地者言之，太阳为一日之中，由右而旋，为阳明，为太阴，为少阴，为厥阴，为少阳，皆属其已生之卦，天气下降之象也。

地气上腾，以木、火、土、金、水为序，盖木火之气一动，其势自然上行。天气下降，以水、金、土、火、木为序，盖水金之气一动，其气自然下行。

然天气也，地气也，亦非一彼一此不能牟尼一串也。地气上腾，地气便是天气。天气下降，天气便是地气。《经》所谓“地气上为云，天气下为雨”，云腾雨降，总是一物而已矣。

人之一身，肺主出气，肾主纳气。出气为呼，纳气为吸。一呼一吸，脉行六寸，手三阴脉由中到手，手三阳脉由手到头，足三阳脉由头到足，足三阴脉由足到中，亦是上而复下，下而复上，宛转关生，如环无端，故曰：人身如小天地也。

附录：寒温统一相对说

天地有气，气常以风以息为载。人身得天地造化，贵重至极，天地所有，人无不有。《经》言六气，风、寒、暑、湿、燥、火，在天为天气，在地为地气，在人为人身之气。是故，风、寒、暑、湿、燥、火不为天独有，不为地独享，不为人独存。但知此，见六气必辨其主，论寒温必寻参照。

“六气由外而来，便谓之伤寒”，见外则必有内，内外之分可存一体之内，亦可为二元相对。“六气由外而来”当属二元相对，是以人身为主，六气为客，六气客居人身。内外之辨，核心在于本位之辨。以内自居，以外为对，立身与相对不解自明。以人为本，六气自为外来。六气来居人体谓之伤寒，何解？是必伤寒耶？何故单致伤寒耳？其解在人，人有体温。六气有气温，人体有体温。然中华大地，气温大于体温之日少，体温大于气温之日多。是故凡天之六气来访人体，于人身而言，天之气多寒，则言于人伤寒。

若以天之气为本观之，六气入人体，其经历何如？天之气除热气外，初来人身，乍感温热。气恒动，初寻皮肤落脚，渐而深入，继则腠理、筋骨、经络与脏腑。气动顽劣，时而涌动，时而经停。

风（气）到之处人皆有感，风动则掉摇，风久居则聚邪害人，使百病丛生。以热风举，热风上头则孔窍肿胀，热风下行则坠胀。以寒气举，寒气居而不散，则渐生麻痹堵塞之感。

邪气访人体，人有对策否？人得阳气旺者，则外来邪气只得来来便去，身体皮肤微微有痒麻之感。人体虚衰得阳气弱者，邪气则如入无人之境，四处探访，乃至久留聚其诸害。

六气由内而发，便谓之温证，人身本气为温，六气来犯，正气奋而抗击，内息之温热升，则风热、寒热、暑热、湿热、燥热交加，抑或燥湿相混，故寒温相统，不可断然分之。

然则六气由内发谓之温证，不谓寒证耶？紧要在“发”，发乃使六邪出，出为去意，可化、可解、可驱、可散。人体正气浩然，则驱而赶之，感之则有凉风出。人体正气羸弱而坚者，则内息源源，升而抗之，此时必诸感交集。若以名定内源温正之气，对诸邪气之义举，则必着内源之温，是名温证。有道是名可名，或从本质，或念精神。温证之名，举人体正气之大义，非温病也。

天地万物，有形无形皆有气，气或存，或周流，风之气为风气，寒之气为寒气，暑之气为暑气，湿之气为湿气，燥之气为燥气，热之气为热气。有气定有息，生生不息，息自内生，生发而出为气。六气之中，有异能者乎？

对曰：风不同，风有运气之能。天风运寒于人体，人得之风寒，运热则生风热，运湿即生风湿。风之运载独霸六气，故言弱者不经风。

本篇名为寒温统一相对说，结作口诀一段：

若言非寒即是温，
是为不锚风与身。
乾坤断定须学王，
定本定位内外分。

浩瑜先生（吴凡伟）

《寒温穷源》书影

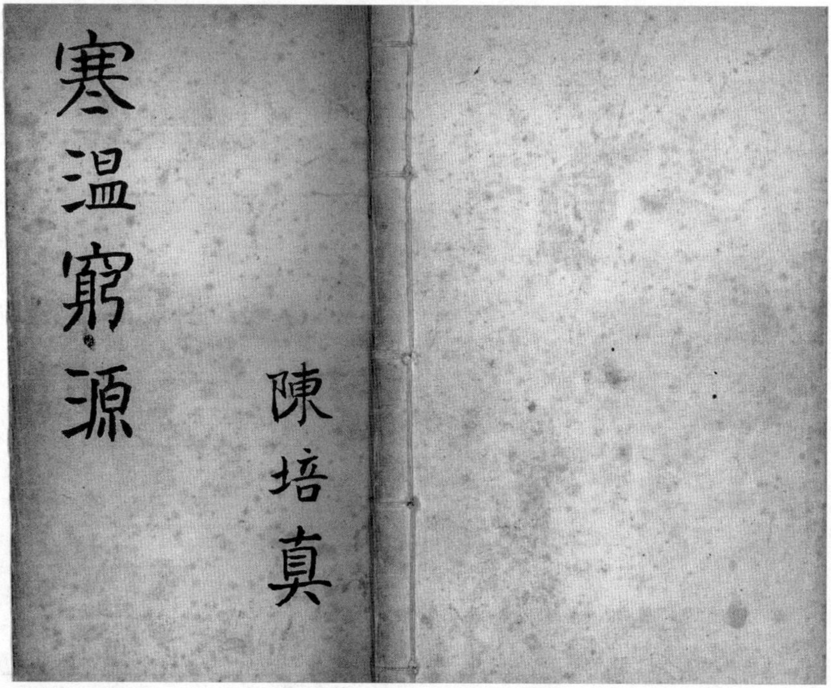
寒温窮源
陳培真

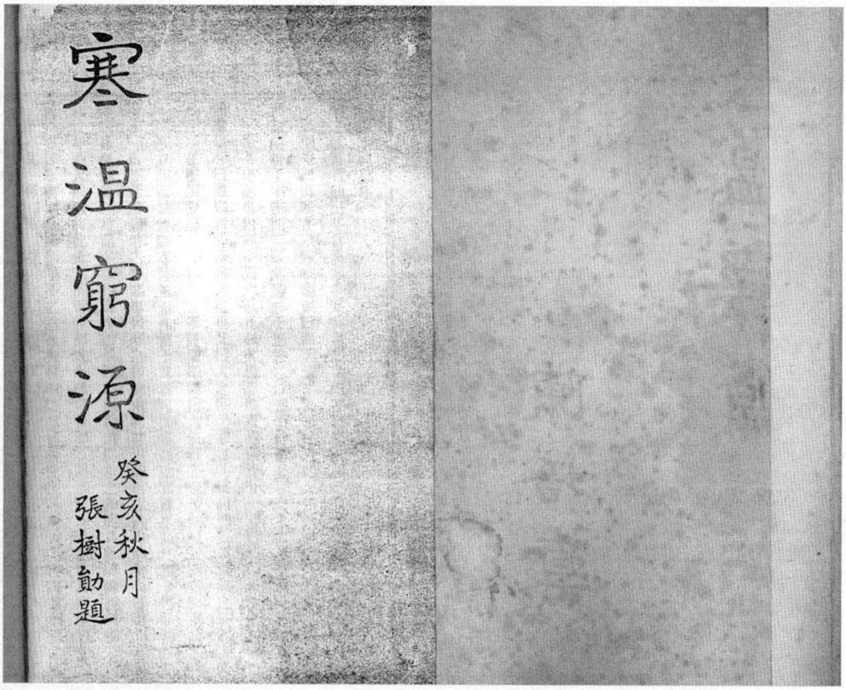
寒温窮源
癸亥秋月
張樹勛題

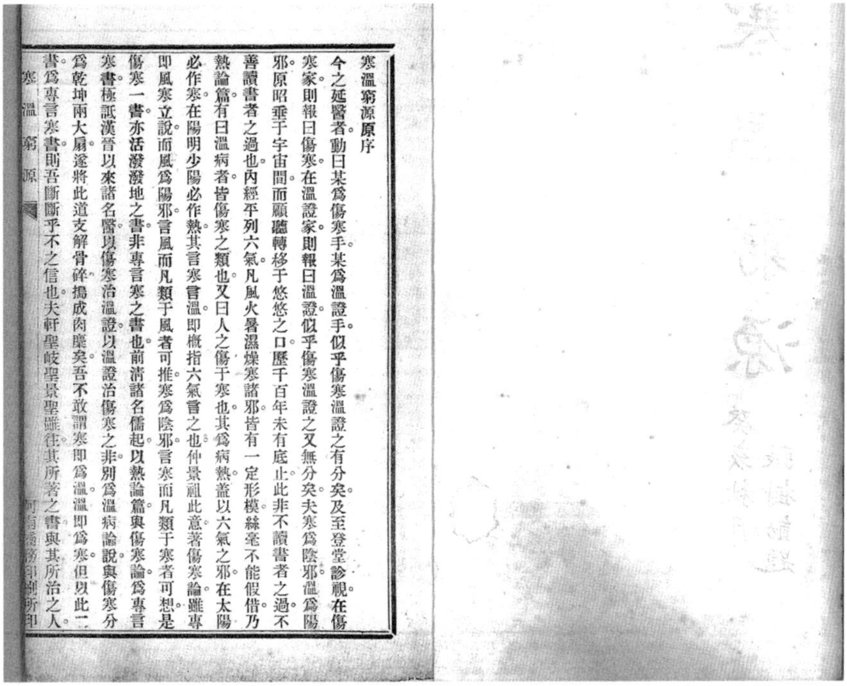

寒溫窮源原序

今之延醫者動曰某爲傷寒手某爲溫證手似乎傷寒溫證之有分矣及至登堂診視在傷寒家則報曰傷寒在溫證家則報曰溫證似乎傷寒溫證之又無分矣夫寒爲陰邪溫爲陽邪原昭垂于宇宙間而顧聽轉移于悠悠之口歷千百年未有底止此非不讀書者之過不善讀書者之過也內經平列六氣凡風火暑濕燥寒諸邪皆有一定形模絲毫不能假借乃熱論篇有曰溫病者皆傷寒之類也又曰人之傷于寒也其爲病熱蓋以六氣之邪在太陽必作寒在陽明少陽必作熱其言寒言溫即概指六氣言之也仲景祖此意著傷寒論雖專即風寒立說而風爲陽邪言風而凡類于風者可推寒爲陰邪言寒而凡類于寒者可想是傷寒一書亦活潑潑地之書非專言寒之書也前清諸名儒起以熱論篇與傷寒論爲專言寒書極詆漢晉以來諸名醫以傷寒治溫證以溫證治傷寒之非別爲溫病論說與傷寒分爲乾坤兩大扇遂將此道支解骨碎搗成肉糜矣吾不敢謂寒即爲溫溫即爲寒但以此二書爲專言寒書則吾斷斷乎不之信也夫軒聖岐聖景聖雖往其所著之書與其所治之人

寒溫窮源

河南商務印刷所印

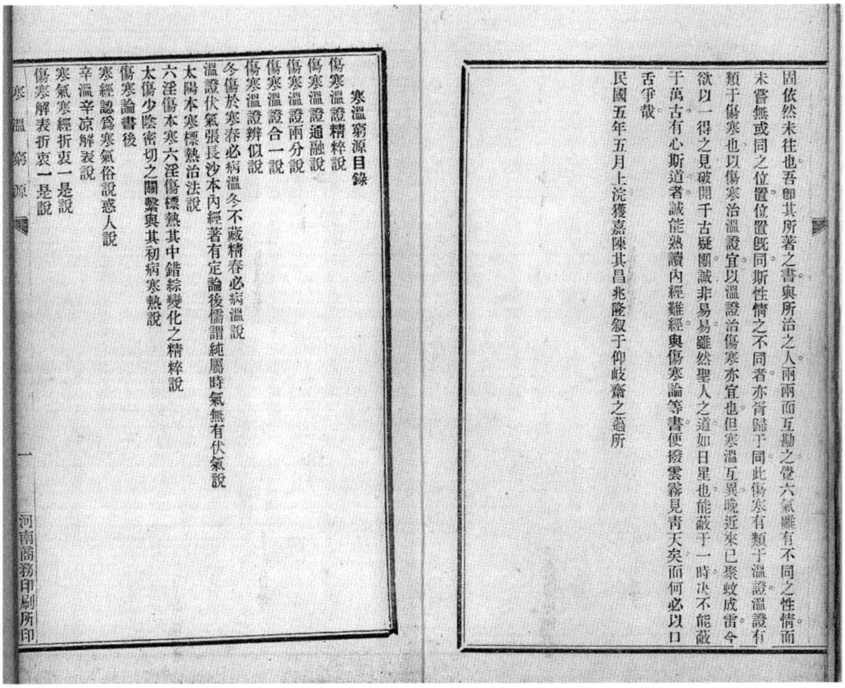

固依然未往也吾即其所著之書與所治之人兩兩而互勘之覺六氣雖有不同之性情而未嘗無或同之位置位置既同斯性情之不同者亦胥歸于同此傷寒有類于溫證溫證有類于傷寒也以傷寒治溫證宜以溫證治傷寒亦宜也但寒溫互異晚近來已聚蚊成雷今欲以一得之見破開千古疑團誠非易易雖然聖人之道如日星也能蔽于一時決不能蔽于萬古有心斯道者誠能熟讀內經難經與傷寒論等書便撥雲霧見青天矣而何必以口舌爭哉

民國五年五月上浣獲嘉陳其昌兆隆叙于仰岐齋之邁所

寒溫窮源目錄

寒溫窮源 一

河南商務印刷所印

《寒温穷源》书影

寒溫窮源凡例

一傷寒能傳經溫證亦能傳經譬如雌鷄能飛雄鷄尤能飛也但其傳經由外而內謂之傷寒由內而外則爲溫證矣

一寒溫之說發自仲聖本有淵源柰後儒講經各是其是往往數典而忘其祖今余揭明此道將寒溫二者說得是一是二則後世之業此道者皆得心知其義而不至以桀之犬吠堯堯之犬吠桀矣

一篇中所言道理率由心悟間有與前賢有相抵牾者然余欲擴充此道非欲與古人爭意見也後之學者倘亦能匡余不逮使此道炳如日星焉則又余之深望也夫

一余所著濕證發微一書雖專發濕氣一條然銓定六經說理傷寒在其中溫證亦在其中故此篇之作亦是互相發明而不欲學者故畦自封云

一傷寒由外而內溫證由內而外識得內外對待的道理則傷寒溫證萬不可以不分識得內無非外外無非內的道理則傷寒溫證可以分亦可以不分

一寒溫之性雖不同而其散在六經則無不同散在六經既無不同則余所著之濕證發微以之治傷寒可也以之治溫證亦可也要在神而明之耳

一內經所列之六氣微乎微矣然傷寒論即倣乎六氣而作者也傷寒論所陳之六經微乎微矣然余所著濕證發微卽倣乎六經而作者也書有古今理無古今學者倘能卽此一斑之理窺之推之全豹之理亦不外是

一余自幼喜易嘗以人身之陰陽不可知乃觀諸天地而恍然矣天地之陰陽亦不可知乃觀諸圖書而恍然矣故以圖書天地二者之陰陽定人身之陰陽有覺其千準萬準不溢一線者故證候當前雖未能明如透壁然已粗識其大概矣

一內經難經傷寒論諸書理皆玄遠兼之簡帙浩繁學者多望洋而歎余著此二書非敢謂能集羣聖之大成也特借端指點俾學者知所趨向耳

一天不愛道地不愛寶人不愛情余以公天下爲心故欲以活人濟世之願期之同人倘由少數推之多數在在皆如是用心焉則岐聖之書將復明於天下後世豈曰小補之哉

寒溫窮源

獲嘉陳其昌兆隆著　　同里賈道中達五校閱

傷寒溫證精粹說

六氣由外而來便謂之傷寒傷寒者時氣也六氣由內而發便謂之溫證溫證者伏氣也夫六淫豈必皆寒但既傷在外之太陽便皆作寒六淫豈必皆熱但既附在內之少陽便皆作熱然傷寒有寒亦有熱溫證有熱亦有寒不得證以窺之也何者以溫燥寒來傷寒固謂之正傷寒倘以風火暑來傷寒則謂之雜傷寒矣雜傷寒者即桂枝青龍香薷等證也以風火暑來釀熱固謂之眞溫證倘以濕燥寒來釀熱則謂之假溫證矣假溫證者卽濕溫瘟疫等證也顧傷寒時氣也未必無伏氣與乎其間溫證伏氣也未必無時氣冒乎其上故不知寒溫之理者二者不可以不分曉得寒溫之理者二者可以分亦可以不分

傷寒溫證通融說

本是溫證而却冒有傷寒之皮相治以麻桂青龍謂之以寒治溫本是傷寒而却藏有溫證

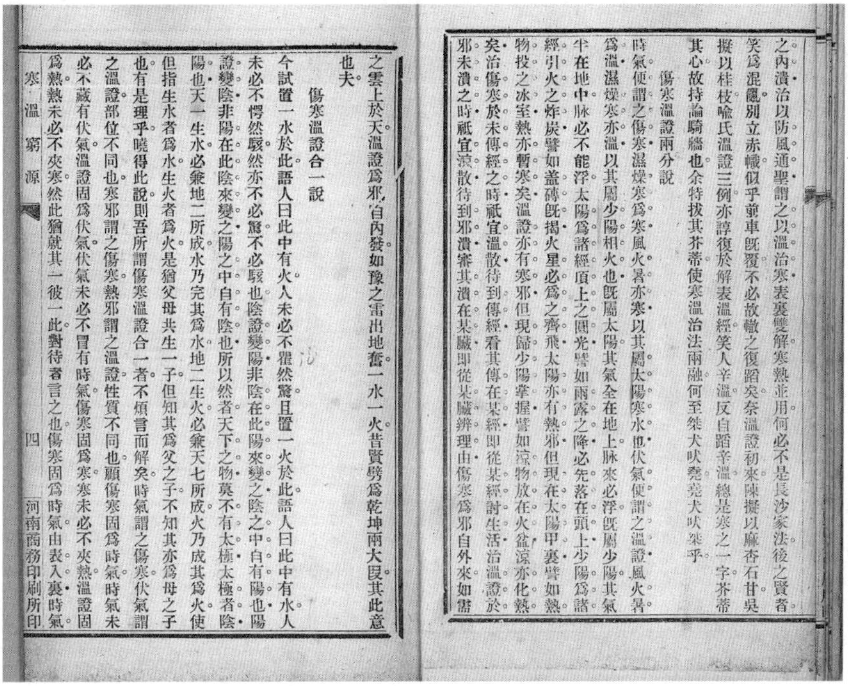
之內潰治以防風通聖謂之以溫治寒表裏雙解寒熱並用何必不是長沙家法後之賢者笑爲混亂別立赤幟似乎前車既覆不必故轍之復蹈矣奈溫證初來陳擬以麻杏石甘吳擬以桂枝喻氏溫證三例亦諄復於解表溫經笑人辛溫反自蹈辛溫總是寒之一字芥蒂其心故持論騎牆也余特拔其芥蒂使寒溫治法兩融何至桀犬吠堯堯犬吠桀乎

傷寒溫證兩分說

時氣便謂之傷寒濕燥寒爲寒風火暑亦寒以其屬太陽寒水也伏氣便謂之溫證風火暑爲溫濕燥寒亦溫以其屬少陽相火也既屬太陽其氣全在地上脉來必浮既屬少陽其氣半在地中脉必不能浮太陽爲諸經頂上之圓光譬如雨露之降必先落在頭上少陽爲諸經引火之炸炭譬如蓋磚既揭火星必爲之齊飛太陽亦有熱邪但現在太陽甲裹譬如熱物投之冰室熱亦暫寒矣溫證亦有寒邪但現歸少陽掌握譬如涼物放在火盆涼亦化熱矣治傷寒於未傳經之時祇宜溫散待到傳經看其傳在某經即從某經討生活治溫證於邪未潰之時祇宜涼散待到邪潰審其潰在某臟即從某臟辨理由傷寒爲邪自外來如雷之雲上於天溫證爲邪自內發如豫之雷出地奮一水一火昔賢劈爲乾坤兩大叚其此意也夫

傷寒溫證合一說

今試置一水於此語人曰此中有火人未必不瞿然驚且置一火於此語人曰此中有水人未必不愕然駭然亦不必驚不必駭也陰證變陽非陰在此陽來變之陰之中自有陽也陽證變陰非陽在此陰來變之陽之中自有陰也所以然者天下之物莫不有太極太極者陰陽也天一生水必兼地二所成水乃完其爲水地二生火必兼天七所成火乃成其爲火使但指生水者爲水生火者爲火是猶父母共生一子但知其爲父之子不知其亦爲母之子也有是理乎曉得此說則吾所謂傷寒溫證合一者不煩言而解矣時氣謂之傷寒伏氣謂之溫證部位不同也寒邪謂之傷寒熱邪謂之溫證性質不同也顧傷寒固爲時氣時氣未必不藏有伏氣溫證固爲伏氣伏氣未必不冒有時氣傷寒固爲寒寒未必不夾熱溫證固爲熱熱未必不夾寒然此猶就其一彼一此對待者言之也傷寒固爲時氣由表入裏時氣

寒溫窮源 四 河南商務印刷所印

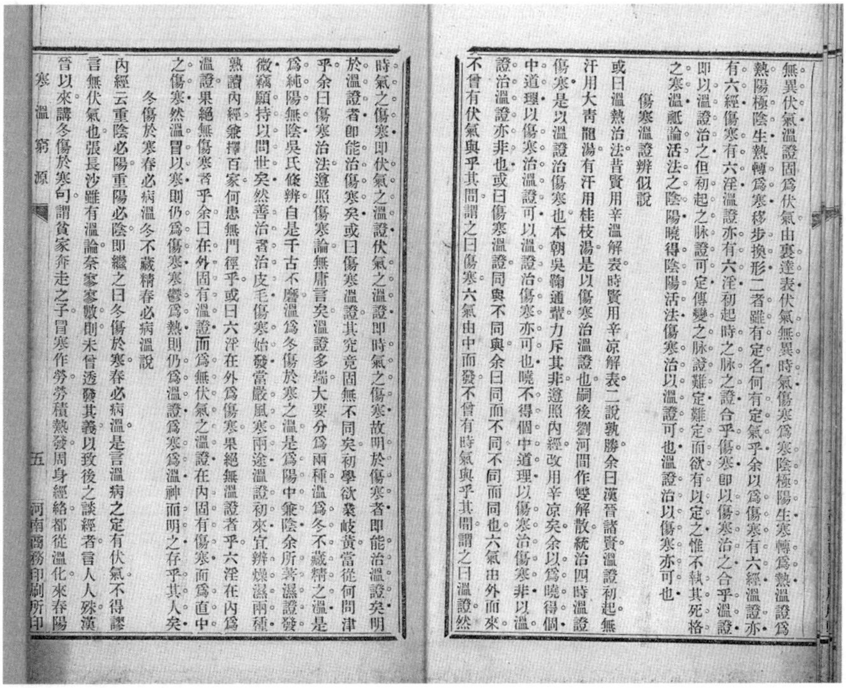
無異伏氣溫證固爲伏氣由裏達表伏氣無異時氣傷寒爲寒陰極陽生寒轉爲熱溫證爲熱陽極陰生熱轉爲寒移步換形二者雖有定名何有定氣乎余以爲傷寒有六經溫證亦有六經傷寒有六淫溫證亦有六淫初起時之脉之證合乎傷寒即以傷寒治之合乎溫證即以溫證治之但初起之脉證可定傳變之脉證難定難定而欲有以定之惟不執其死格之寒溫祇論活法之陰陽曉得陰陽活法傷寒治以溫證可也溫證治以傷寒亦可也

傷寒溫證辨似說

或曰溫熱治法昔賢用辛溫解表時賢用辛涼解表二說孰勝余曰漢晉諸賢溫證初起無汗用大青龍湯有汗用桂枝湯是以傷寒治溫證也嗣後劉河間作雙解散統治四時溫證傷寒是以溫證治傷寒也本朝吳鞠通輩力斥其非遵照內經改用辛涼矣余以爲曉得個中道理以傷寒治溫證可以溫證治傷寒亦可也曉不得個中道理以傷寒治傷寒非以溫證治溫證亦非也或曰傷寒溫證同與不同與余曰同而不同不同而同也六氣由外而來不嘗有伏氣與乎其間謂之曰傷寒六氣由中而發不嘗有時氣與乎其間謂之曰溫證然時氣之傷寒即伏氣之溫證伏氣之溫證即時氣之傷寒故明於傷寒者即能治溫證矣明於溫證者即能治傷寒矣或曰傷寒溫證其究竟固無不同矣初學欲窠岐黃當從何問津乎余曰傷寒治法遵照傷寒論無庸言矣溫證多端大要分爲兩種溫爲冬不藏精之溫是爲純陽無陰吳氏條辨自是千古不磨溫爲冬傷於寒之溫是爲陽中兼陰余所著溫證發微竊願持以問世矣然善治者治皮毛傷寒始發當嚴風寒兩途溫證初來宜辨燥濕兩種熟讀內經兼擇百家何患無門徑乎或曰六淫在外爲傷寒果絕無溫證者乎六淫在內爲溫證果絕無傷寒者乎余曰在外固有溫證而爲無伏氣之溫證在內固有傷寒而爲直中之傷寒然溫冒以寒則仍爲傷寒寒鬱爲熱則仍爲溫證爲寒爲溫神而明之存乎其人矣

冬傷於寒春必病溫冬不藏精春必病溫說

內經云重陰必陽重陽必陰即繼之曰冬傷於寒春必病溫是言溫病之定有伏氣不得謬言無伏氣也張長沙雖有溫論奈寥寥數則未嘗透發其義以致後之談經者言人人殊漢晉以來講冬傷於寒句謂貧家奔走之子冒寒作勞勞積熱發周身經絡都從溫化來春陽

寒溫窮源 五 河南商務印刷所印

《寒温穷源》书影

盛遂引之而動矣據此說來衹得謂之冬傷於熱而已矣且謂貧家奔走作勞春必病溫彼富家不奔走作勞遂不病溫乎本朝諸儒以其說之費解改詮冬傷於寒爲冬不藏精之互詞將兩項紐作一串恐亦非經之本旨也余以爲冬傷於寒春必病溫與冬不藏精春必病溫不必紐作一串可以此兩項作爲溫證兩大頭腦即如仲景作傷寒論以風寒二者作爲兩大頭腦也嗚呼軒岐往矣斷不能起之九泉而問其如何解說但軒岐往其所治之人未往也余即所治之人悟所治之法古人有知當樂引余爲同調矣反古云乎哉

溫證伏氣張長沙本內經著有定論後儒謂純屬時氣無有伏氣說

寒溫兩邪爲醫林疑竇古今大惑自張長沙作傷寒論淵源於內經亦不拘泥於內經將傷寒一證說得千變萬化莫可端倪後世言寒者靡然信從莫敢狂吠溫熱一證長沙未有全書海內醫士紛紛異論迄今未有底止漢晉以來溫證治法率祖傷寒以傷寒之書言寒亦兼言熱也後世儒醫疊出謂傷寒治寒不可治溫劉河間首創熱病論吳又可亦有瘟疫論吳氏鞠通著溫病條辨各欲拔戟自成一隊所可異者講冬傷於寒春必瘟病句謂冬傷於寒即傷於寒水之經乃冬不藏精之互詞竟謂寒氣栗烈斷無可伏之理嗚呼以命世大儒而爲此悖經之說吾不知其何說也喻嘉言溫證三例以冬傷於寒春必病溫主三陽冬不藏精春必病溫主少陰既冬傷於寒又冬不藏精同時並發謂之兩感似乎稍有揣摩惜乎其言之未暢也余以爲冬傷於寒春必病溫爲陽證夾陰之溫冬不藏精春必病溫爲純陽無陰之溫所以然者人身如小天地天地之氣由厥陰而少陰而太陰而陽明而太陽往而復還還而復往全賴一少陽之氣爲之流貫於其間經所謂凡十一臟皆取決於膽也時當盛寒少陽之氣盤伏於九重淵底如奇花初胎嬰兒未孩待到斗柄回寅陽氣由內轉外歷階而升千形萬狀始羅列於地上矣冬傷於寒者寒氣伏於骨髓由寒壅濕必迷漫於太陰周身經絡早從濕化但陽氣太微未能和盤托出春月發陳濕氣隨熱氣而動於是舌胎滑白胸膈痞悶頭目眩運肢體怠惰諸太陰證紛來矣冬不藏精者雖不必有寒氣之存而未嘗無燥氣之存何者精者水也水精不藏燥氣自加燥氣既加自歸陽明周身經絡都從燥化春月發陳少陽之氣本甚鴟張燥氣再與比和譬如㷮㷮之火委以乾槁之柴欲其不燎

原也得乎夫均一少陽也發於太陰則爲陽證夾陰即俗所謂濕溫也發於陽明則爲純陽無陰即俗所謂溫熱也濕溫宜兼扶其陽溫熱宜專理其陰鞠通治法爲不謬矣然吾所以不甚滿意者以其平列六氣定執四時以求病竟如刻舟而求劍也夫刻舟求劍而能治病乎哉或曰據子所言濕溫證夏秋固多春冬亦有之濕熱證春夏固多秋冬亦有之當就人之身論證不當拘天之時論證矣但溫證多端此二者遂能包掃一切乎余曰濕溫證爲陽證夾陰夏月之暑溫穢濕之瘟疫都包在此證中溫熱證爲純陽無陰春月之風溫夏月之溫瘧都包在此證中治溫曉得此兩種雖萬變不離其宗矣但溫熱治法陳氏吳氏率能推闡無遺濕溫治法間有未中肯綮余故窮源竟本透發經旨爲千古大開疑竇雖曰一得之見未免有悖前賢然孔子繫易不必盡本義文仲景作論不必盡泥岐黃發前聖所未發止欲備前聖所未備豈忍人云亦云聽天地間有遺理乎哉或曰濕溫治法吳陳兩家未甚中肯亦有說乎余曰張長沙著傷寒論陽明證時時顧人津液少陰證時時顧人元陽證顧陰陰證顧陽自是平和正論况濕溫之證太陰證也外雖有熱不過爲少陽之傀儡治其濕而其熱自罷陳氏闡明此證沾沾以顧津液爲說吳氏雖無此說其於陰陽夾雜等證率用剛柔兩平未知討巧治法是則不合鄙意焉爾或曰溫證亦有表乎余曰六經皆有表六氣亦皆能傷表惟太陽寒水爲六經之總表無論爲伏氣爲時氣爲陽證爲陰證但觀其現在見證有太陽寒水情狀便可先和其表表證既罷再隨勢和其裏可也

太陽本寒標熱治法說

六淫傷及本寒謂之傷寒六淫傷及標熱亦謂之傷寒以太陽標本雖皆具而標之熱固統於本之寒也今試即其義而推廣言之本寒而遇濕燥寒是寒於寒合解表宜用專劑本寒而遇風火暑是寒與熱合解表宜用兼劑標熱而遇風火暑是熱與熱合和表宜用專劑標熱而遇濕燥寒是熱與寒合和表宜用兼劑以寒遇寒謂之水歸其壑以寒遇濕謂之土反其宅以寒遇燥謂之母從其子合邪不同治法則同以其眷屬一家也以寒遇風謂之風行水上以寒遇火謂之火水未濟以寒遇暑謂之火來乘水合邪不同其治法亦不同以其不眷屬一家也以熱遇火謂之離明兩作以熱遇暑謂之土潤溽暑以熱遇風謂之木來生火

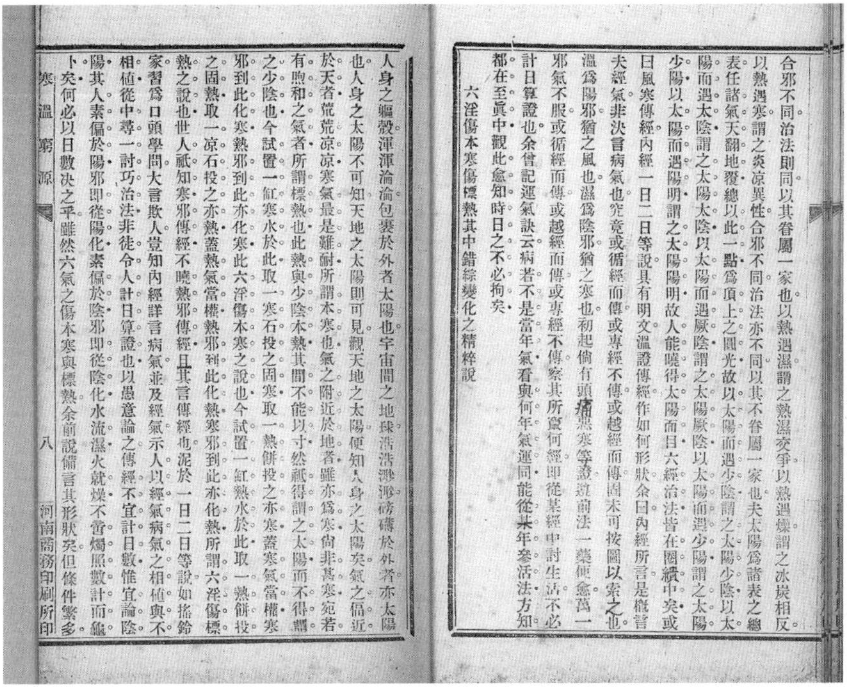

合邪不同治法則同以其眷屬一家也以熱遇濕謂之熱濕交爭以熱遇燥謂之冰炭相反以熱遇寒謂之炎涼異性合邪不同治法亦不同以其不眷屬一家也夫太陽爲諸表之總表任諸氣天翻地覆總以此一點爲項上之圓光故以太陽而遇少陰謂之太陽少陰以太陽而遇太陰謂之太陽太陰以太陽而遇厥陰謂之太陽厥陰以太陽而遇少陽謂之太陽少陽以太陽而遇陽明謂之太陽陽明故人能曉得太陽而且六經治法皆在圈繢中矣或曰風寒傳經內經一日二日等說具有明文溫證傳經作如何形狀余曰內經所言是概言夫經氣非決言病氣也究竟或循經而傳或專經不傳或越經而傳固未可按圖以索之也溫爲陽邪猶之風也濕爲陰邪猶之寒也初起倘有頭痛惡寒等證竝前法一藥便愈萬一邪氣不服或循經而傳或越經而傳或專經不傳察其所當何經即從某經中討生活不必計日算證也余曾記運氣訣云病若不是當年氣看與何年氣運同能從某年參活法方知都在至眞中觀此愈知時日之不必拘矣

六淫傷本寒傷標熱其中錯綜變化之精粹說

人身之軀殼渾渾淪淪包裹於外者太陽也宇宙間之地球浩浩渺渺磅礴於外者亦太陽也人身之太陽不可知天地之太陽則可見觀天地之太陽便知人身之太陽矣氣之偏近於天者荒荒凉凉寒氣最是難耐所謂本寒也氣之附近於地者雖亦爲寒尚非甚寒宛若有煦和之氣者所謂標熱也此熱與少陰本熱其間不能以寸然祇得謂之太陽而不得謂之少陰也今試置一缸寒水於此取一寒石投之固寒取一熱餅投之亦寒蓋寒氣當權寒邪到此化寒熱邪到此亦化寒此六淫傷本寒之說也今試置一缸熱水於此取一熱餅投之固熱取一凉石投之亦熱蓋熱氣當權熱邪到此化熱寒邪到此亦化熱所謂六淫傷標熱之說也世人祇知寒邪傳經不曉熱邪傳經且其言傳經也泥於一日二日等說如搖鈴家習爲口頭學問大言欺人豈知內經詳言病氣並及經氣示人以經氣病氣之相値與不相値從中尋一討巧治法非徒令人計日算證也以愚意論之傳經不宜計日數惟宜論陰陽其人素偏於陽邪即從陽化素偏於陰邪即從陰化水流濕火就燥不啻燭照數計而龜卜矣何必以日數決之乎雖然六氣之傷本寒與標熱余前說備言其形狀矣但條件繁多

寒溫窮源 八 河南商務印刷所印

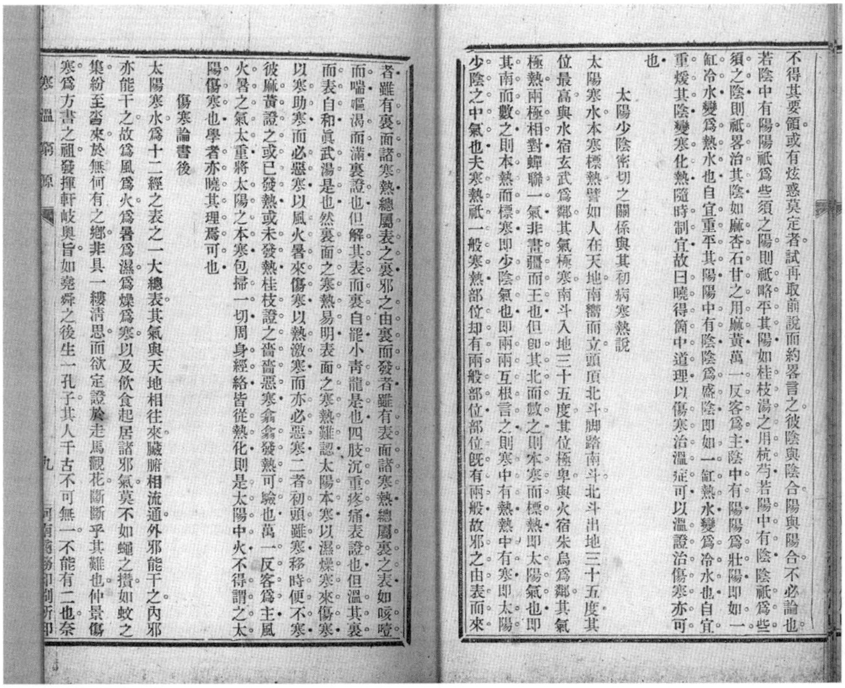

不得其要領或有炫惑莫定者試再取前說而約畧言之彼陰與陰合陽與陽合不必論也若陰中有陽陽祇爲些須之陽則祇略平其陽如桂枝湯之用杭芍若陽中有陰陰祇爲些須之陰則祇畧治其陰如麻杏石甘之用麻黃萬一反客爲主陰中有陽陽爲壯陽即如一缸冷水變爲熱水也自宜重平其陽陽中有陰陰爲盛陰即如一缸熱水變爲冷水也自宜重煖其陰變寒化熱隨時制宜故曰曉得箇中道理以傷寒治溫症可以溫證治傷寒亦可也

太陽少陰密切之關係與其初病寒熱說

太陽寒水本寒標熱譬如人在天地南嚮而立頭頂北斗脚踏南斗北斗出地三十五度其位最高與水宿玄武爲鄰其氣極寒南斗入地三十五度其位極卑與火宿朱鳥爲鄰其氣極熱兩極相對蟬聯一氣非晝疆而王也但即其北而數之則本寒而標熱即太陽氣也即其南而數之則本熱而標寒即少陰氣也即兩兩互根言之則寒中有熱熱中有寒即太陽少陰之中氣也夫寒熱祇一般寒熱部位却有兩般部位既有兩般故邪之由表而來者雖有裏面諸寒熱總屬表之裏邪之由裏而發者雖有表面諸寒熱總屬裏之表如咳噎而喘嘔渴而滿裏證也但解其表而裏自罷小青龍是也四肢沉重疼痛表證也但溫其裏而表自和眞武湯是也然裏面之寒熱易明表面之寒熱難認太陽本寒以濕燥寒來傷寒以寒助寒而必惡寒以風火暑來傷寒以熱激寒而亦必惡寒二者初頭雖寒移時便不寒彼麻黃證之或已發熱或未發熱桂枝證之嗇嗇惡寒翕翕發熱可驗也萬一反客爲主風火暑之氣太重將太陽之本寒包掃一切周身經絡皆從熱化則是太陽中火不得謂之太陽傷寒也學者亦曉其理焉可也

傷寒論書後

太陽寒水爲十二經之表之一大總表其氣與天地相往來臟腑相流通外邪能干之內邪亦能干之故爲風爲火爲暑爲濕爲燥爲寒以及飲食起居諸邪氣莫不如蠅之攢如蚊之集紛至沓來於無何有之鄉非具一縷清思而欲定證於走馬觀花斷斷乎其難也仲景傷寒爲方書之祖發揮軒岐奧旨如堯舜之後生一孔子其人千古不可無一不能有二也奈

寒溫窮源 九 河南商務印刷所印

《寒温穷源》书影

世遠年沿編殘簡斷箋註之家千千萬萬將此書搗成肉泥莫有指歸書名寒字竟成千古疑竇有作寒水之經解者有作寒水之氣解者紛紛論辨聚蚊成雷余以爲書名寒字可詮作寒水之經篇內寒字可詮作寒水之氣夫均一寒字而分爲兩解毋乃創甚而非創也蓋綜觀於天地之遠人身之近古訓之明而有以知其說之必不謬也大都六氣在表皆能令人作寒濕燥寒爲寒風火暑亦寒也六氣在裏皆能令人作熱風火暑爲熱濕燥寒亦熱也素問曰人傷於寒其爲病熱難經曰傷寒有五有傷寒有溫熱有風溫暑溫濕溫可見傷寒原爲外感之書外感者感於外之六氣也六氣者時氣也時氣即寒氣也顧以時氣爲寒氣亦必說明其所以然之故太陽爲寒水地方六氣到此皆化作寒故皆謂之傷寒也世人不曉個中之故遂疑專爲寒邪而作彼世之齷齪者無論也即如吳氏鞠通明知太陽中風與太陽傷寒不能牟尼一串乃解風字爲西北粟烈寒風欲强紐風作寒夫果風亦爲寒仲景何不概主以麻黃湯而必別作桂枝湯耶且鞠通著溫病條辨已指風爲陽邪矣至此又定爲陰邪非矛盾而何陳修園曉得天地氣運其註傷寒一書專就氣運上談理可謂獨具隻眼奈又作傷寒串解將寒證紐成一串自以爲能把傷寒鎔成汁傾成錠如鐵板錠釘也豈知軒岐以後前四大家後四大家非不名噪一時而推仲景爲聖人正以其書活潑潑地不肯專就一方談理也倘如此說名爲宗仲景而實誣仲景矣仲景之書亦是遵照內經平列六氣但他人遵經率多拘泥仲景遵經頗善斡旋傷寒傳經一說內經祇言熱邪仲景並言及寒邪說得變寒化熱天花亂墜雖不遵經實善遵經也後世泥於寒之一字以傷寒爲言寒書溫濕暍爲言熱書竟以此作爲乾坤兩大扇嗚呼傷寒果皆寒也哉溫濕暍果皆熱也哉或曰平分六氣便當按六氣論治乃風主以桂枝寒主以麻黃溫主以麻杏石甘濕主以羌活勝濕暍主以香薷一概主以辛溫何也余曰六氣雖不同而其傷在寒水則同也辛溫正所以散其寒水也或曰邪在寒水概以寒水治之邪在君火亦概以君火治之乎余曰然也但寒水之太陽有本寒有標熱雖同爲表而深淺不同君火之少陰有本熱有標寒雖同爲裏而炎涼互異猶之陽明燥火也而亦有寒太陰濕寒也而亦有熱少陽有寒熱往來厥陰有厥熱勝復泥一端以求之則非矣或曰同此一氣而有從陰從陽之不同何也余曰文

王改先天爲後天欲握重於後天也後天者中氣也中得其平東西南朔胥得其平若中偏於寒則邪從寒化由太陰而少陰矣中偏於熱則邪從熱化由太陰而少陽矣少陰水也水能生木必並見足厥陰諸寒證少陽火也火生於木必並見手厥陰諸熱證曉得此理何必以傷寒爲寒溫證爲熱乎或曰據此說來天地之氣竟不分陰陽乎余曰余非謂天地不有陰陽正言出入造化者當活看陰陽也或曰濕證發微專發濕邪一條豈活看之義乎余曰余專言濕證猶仲景作傷寒論專言風寒也風寒有六經溫濕暍豈無六經乎風寒之氣能傳經溫濕暍之氣豈皆土雞乎余舉示以此正欲學者隅反譬如遊大海之指南既能識南豈不能識北既識南北豈不能識東西但難爲不讀書者道也

寒經認爲寒氣俗說惑人說

總六淫爲傷寒人多不了了者亦不過以風火暑之爲熱也豈知風火暑爲熱太陽寒水則爲寒熱來加寒便是熱中有寒治寒以桂枝便是治寒不遠熱治熱以白芍便是治熱不遠寒雖曰仲景之法亦是內經之法也夫風火一氣也知風便知溫與暍矣溫傷太陽暍傷太陽仲景詳其法未出其方殆引而不發之意云爾本朝名儒宗仲景桂枝湯溫擬以麻杏石甘暍擬以香薷其法之妙不亞桂枝乃法祖乎仲景惟於傷寒寒字不敢絲毫異議且爲之支吾躲閃勉强附會非畏仲景也畏俗說也夫以俗說之故致使千古豪傑一齊瀰首俗說之溺人何如乎傷寒一書總言六淫之書也內經言六經法極精詳傷寒則精詳之中又精詳說得六經變化如歘龍活虎奈世遠年沿拘文牽義囿於俗說竟使仲景歘龍活虎之書成爲土雞瓦犬莫能四達不悖是誠天地間一寒會也余束髮受書曾聞先嚴曰習醫不曉傷寒終庸醫也乃捧讀傷寒兼采諸儒註說其中揑風作寒雖亦各有成說於理終覺未暢嗣後沉潛內經乃曉然於天地陰陽原是牟尼一串割裂觀之不得也顧吾思諸儒皆命世豪傑綜觀各家全集類皆能登仲景之堂而食其精粹者所遺者特糟末焉耳如食瓜然諸儒扒其瓤余並劈開其皮庶幾仲師佛燈再照人間諸家論說皆歸和平醫林中永不聞聚蚊之雷矣或曰皮面既去裏面精粹如何余曰裏面精粹即傳經也余嘗謂邪氣傳經如堪輿家之尋龍有隨地而變之龍有到底不變之龍其隨地而變者在傷寒如邪到陽明便爲

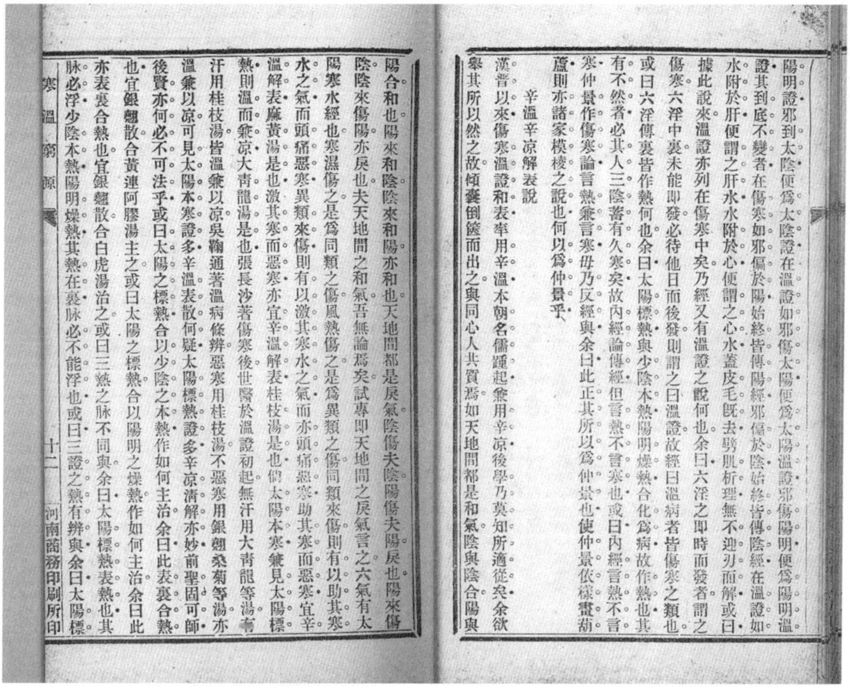

陽明證邪到太陰便爲太陰證在溫證如邪傷太陽便爲太陽溫證邪傷陽明便爲陽明溫證其到底不變者在傷寒如邪偏於陽始終皆傳陽經邪偏於陰始終皆傳陰經在溫證如水附於肝便謂之肝水水附於心便謂之心水蓋皮毛既去劈肌析理無不迎刃而解或曰據此說來溫證亦列在傷寒中矣乃經又有溫證之說何也余曰六淫之即時而發者謂之傷寒六淫中裏未能即發必待他日而後發則謂之曰溫證故經曰溫病者皆傷寒之類也或曰六淫傳裏皆作熱何也余曰太陽標熱與少陰本熱陽明燥熱合化爲病故作熱也其有不然者必其人三陰蓄有久寒矣故內經論傳經但言熱不言寒也或曰內經言熱不言寒仲景作傷寒論言熱兼言寒毋乃反經與余曰此正其所以爲仲景也使仲景依樣畫葫蘆則亦諸家模棱之說也何以爲仲景乎

辛溫辛凉解表說

漢晉以來傷寒溫證和表率用辛溫本朝名儒踵起兼用辛凉後學乃莫知所適從矣余欲舉其所以然之故傾囊倒篋而出之與同心人共質焉如天地間都是和氣陰與陰合陽與陽合和也陽來和陰陰來和陽亦和也天地間都是戾氣陰傷夫陰陽傷夫陽戾也陽來傷陰陰來傷陽亦戾也夫天地間之和氣吾無論焉矣試專即天地間之戾氣言之六氣有太陽寒水經也寒濕傷之是爲同類之傷風熱傷之是爲異類之傷同類來傷則有以助其寒水之氣而頭痛惡寒異類來傷則有以激其寒水之氣而亦頭痛惡寒助其寒而惡寒宜辛溫解表麻黄湯是也激其寒而惡寒亦宜辛溫解表桂枝湯是也倘太陽本寒兼見太陽標熱則溫而兼凉大青龍湯是也張長沙著傷寒後世醫於溫證初起無汗用大青龍等湯有汗用桂枝湯皆溫兼以凉吳鞠通著溫病條辨惡寒用桂枝湯不惡寒用銀翹桑菊等湯亦溫兼以凉可見太陽本寒證多辛溫表散何疑太陽標熱證多辛凉清解亦妙前聖固可師後賢亦何必不可法乎或曰太陽之標熱合以少陰之本熱作如何主治余曰此表裏合熱也宜銀翹散合黄連阿膠湯主之或曰太陽之標熱合以陽明之燥熱作如何主治余曰此亦表裏合熱也宜銀翹散合白虎湯治之或曰三熱之脉不同與余曰太陽標熱表熱也其脉必浮少陰本熱陽明燥熱其熱在裏脉必不能浮也或曰三證之熱有辨與余曰太陽標

寒溫窮源　十二　河南商務印刷所印

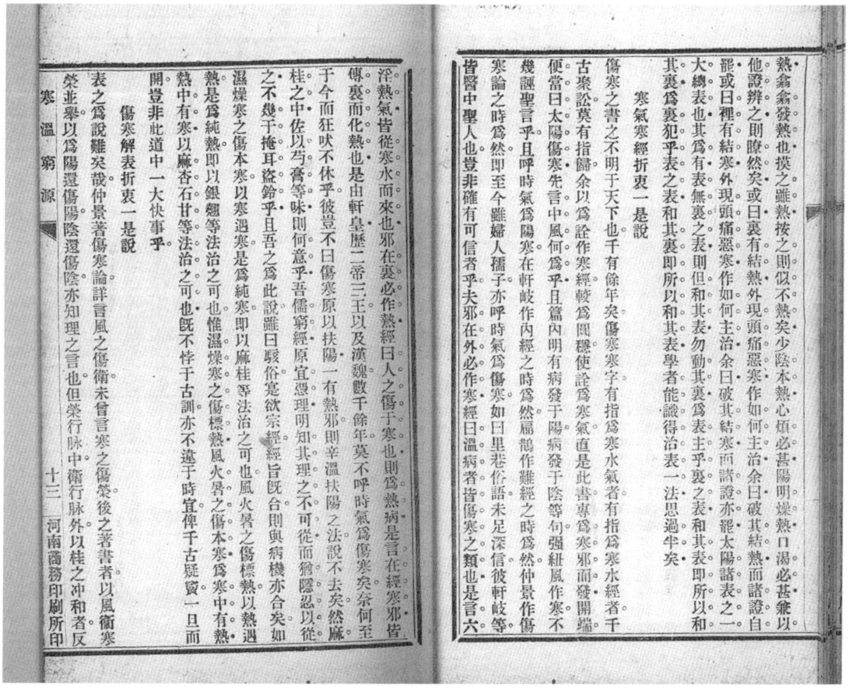

熱翕翕發熱也摸之雖熱按之則似不熱矣少陰本熱心煩必甚陽明燥熱口渴必甚兼以他證辨之則瞭然矣或曰裏有結熱外現頭痛惡寒作如何主治余曰破其結熱而諸證自罷或曰裡有結寒外現頭痛惡寒作如何主治余曰破其結寒而諸證亦罷太陽諸表之一大總表也其爲有表無裏之表則但和其表勿動其裏爲表主乎裏之表和其表即所以和其裏爲裏犯乎表之表和其裏即所以和其表學者能識得治表一法思過半矣

寒氣寒經折衷一是說

傷寒之書之不明于天下也千有餘年矣傷寒寒字有指爲寒水氣者有指爲寒水經者千古聚訟莫有指歸余以爲詮作寒經較爲圓穩使詮爲寒氣直是此書專爲寒邪而發開端便當曰太陽傷寒先言中風何爲乎且篇內明有病發于陽病發于陰等句強紐風作寒不幾誣聖言乎且呼時氣爲傷寒在軒岐作內經之時爲然扁鵲作難經之時爲然仲景作傷寒論之時爲然即至今雖婦人孺子亦呼時氣爲傷寒如曰里巷俗語未足深信彼軒岐等皆醫中聖人也豈非確有可信者乎夫邪在外必作寒經曰溫病者皆傷寒之類也是言六淫熱氣皆從寒水而來也邪在裏必作熱經曰人之傷于寒也則爲熱病是言在經寒邪皆傳裏而化熱也是由軒皇歷二帝三王以及漢魏數千餘年莫不呼時氣爲傷寒矣奈何至于今而狂吠不休乎彼豈不曰傷寒原以扶陽一有熱邪則辛溫扶陽之法說不去矣然麻桂之中佐以芩膏等味則何意乎吾儒窮經原宜還理明知其理之不可從而猶隱忍以從之不幾于掩耳盜鈴乎且吾之爲此說雖曰駭俗寔欲宗經經旨既合則與病機亦合矣如濕燥寒之傷本寒以寒遇寒是爲純寒即以麻桂等法治之可也風火暑之傷標熱以熱遇熱是爲純熱即以銀翹等法治之可也惟濕燥寒之傷標熱風火暑之傷本寒爲寒中有熱熱中有寒以麻杏石甘等法治之可也既不悖于古訓亦不違于時宜俾千古疑竇一旦而開豈非此道中一大快事乎

傷寒解表折衷一是說

表之爲說難矣哉仲景著傷寒論詳言風之傷衛未嘗言寒之傷榮後之著書者以風衛寒榮並舉以爲陽還傷陽陰還傷陰亦知理之言也但榮行脉中衛行脉外以桂之冲和者反

寒溫窮源　十三　河南商務印刷所印

《寒温穷源》书影

治在外麻之迅升者反治在內其說似不甚合矣後柯韻伯陳修園等以其說之欠圓合風寒而爲一不論邪之性質惟論病之部位邪在肌膚便治以桂枝邪在皮毛便治以麻黃使麻外桂內較前說似爲稍勝然風爲陽邪寒爲陰邪合陰陽而混以施之恐亦非仲景之本旨也夫天下之理有萬析之原不厭其煩吾心之理本一合之乃能盡其大風爲陽邪固能傷衛傷衛者傷夫衛之氣也即內經所謂熱傷氣之義也寒爲陰邪亦能傷衛傷衛者傷夫衛之形也即內經所謂寒傷形之義也惟其所傷在氣故祗作身體寒熱惟其所傷在形故並使筋骨疼痛以桂之冲和者治其有汗之虛邪以麻之迅升者治其無汗之實邪豈非性質不雜部位亦不亂耶願並以告世之善治傷寒者

六氣傳經之精粹說

六氣傳經內經分有數種要而言之不過曰表裏傳尅賊傳而已表裏傳者如一傳太陽二傳陽明魚貫而入之傳也尅賊傳者如肺病傳肝肝病傳脾不閱臟之傳也大凡病之輕者率表裏傳病之重者率尅賊傳表裡傳則人身之臟氣爲主而邪爲奴尅賊傳則天地之邪氣爲主而臟爲奴然再爾縷言之尅賊傳固爲正不敵邪表裡傳亦爲正不敵邪病雖有輕重而其元氣之傷則一也人身如小天地天地之氣有運行有尅賊人身之氣亦有運行尅賊故運氣鈐法棺墓圖局以及河圖等書學者萬不可不明其理然不曉身之經絡臟腑藥之君臣佐使徒高談天地陰陽亦未免言大而夸也傷寒一書講六氣傳經之書也陽邪率傳陽經陰邪率傳陰經如水火然既爲水邪其氣必自上而下既爲火邪其氣必自下而上萬一下之水騰於上必其下先有水火之邪陷於下必其上先有火然亦有通體皆水而不無熠火之猶存通體皆火而不無支飲之微結業斯道者亦通盤打算審其元竅而已矣

六氣傷表之精粹說

六氣傷寒便謂之寒亦不過就其現在情形大概言之也究竟六淫之性質不同其有無兼氣不同其落在太陽甲裡深淺不同也病之初來惟審其脉浮頭痛惡寒便知是太陽本寒的證麻桂二湯酌而用之可也兼三陽溫散之中加清涼兼三陰溫散之中兼溫補其或絕不見惡寒等證而惟見脉浮頭痛發熱等證則是太陽標熱非太陽本寒也熱與熱引少陰

本熱陽明燥熱必來與附和其心煩少陰證多者清解之中加苦寒其口渴陽明證多者清解之中加甘寒然太陽寒水也水樂與濕合不樂與燥合亦本地親下之義也故兩太合邪兼見舌胎滑潤胸膈痞悶等證余所製滲濕和表湯自是此證妙品要之太陽本寒標不寒惟確見有脉浮頭疼惡寒諸寒證方可從寒證中討生活如曰六氣傷寒皆謂之寒不妨概以寒治之也不幾如刻舟求劍也哉

時氣伏氣辨惑說

或有問于余曰六淫之感冒于外者固皆謂之傷寒矣六淫之直中于中者其謂之何余曰寒者謂之寒中熱者謂之熱中但即時而發者則仍謂之時氣其不即時而發者則謂之伏氣或曰六淫之伏于中者皆隨天地之陽而發乎抑不皆隨天地之陽而發乎余曰有隨天地之陽而發者亦有不隨天地之陽而發者如冬傷于寒先夏至爲病溫後夏至爲病暑是隨天地之陽而發也若夏傷于暑秋爲痎瘧秋傷于濕冬生咳嗽是不隨天地之陽而發也然其人雖無天地之陽而未必無本身之陽何者寒濕不能自動其動焉者皆少陽之氣爲之也或曰少陽能動之少陽不能勝之乎余曰少陽能勝之則爲熱勝于濕不能勝之便爲濕勝于熱矣醫者亦隨其濕熱之勢治之可也

傷寒名同實異說

太陽寒水本寒標熱然標統于本故六氣之傷人不謂之傷熱而皆謂之傷寒也濕燥寒之傷寒謂之同類傷寒風火暑之傷寒謂之異類傷寒秋冬之傷寒謂之正格傷寒春夏之傷寒謂之奇格傷寒本寒之傷寒謂之本氣傷寒標熱之傷寒謂之標氣傷寒三陽之傷寒謂之陽傷寒三陰之傷寒謂之陰傷寒內傷之傷寒謂之類傷寒外感之傷寒謂之眞傷寒傷寒名同實異如是

傷寒溫證傳經之淺顯說

六淫之氣氣也臟腑之氣亦氣也氣與氣相往來猶人與人相往來也六淫自表傳裏由太陽而陽明而少陽而太陰而少陰而厥陰同也六淫自裏傳表由厥陰而少陰而太陰而少陽而陽明而太陽亦同也但表裏之部分雖同陰陽之性質不同風火暑爲陽邪陽邪樂傳

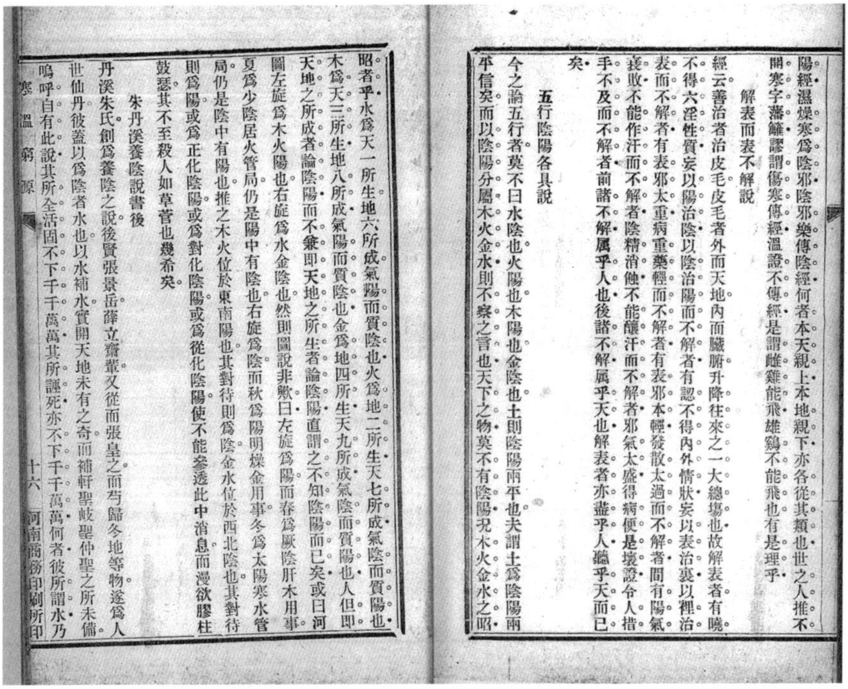

陽經濕燥寒爲陰邪陰邪樂傳陰經何者本天親上本地親下亦各從其類也世之人推不開寒字藩籬謬謂傷寒傳經溫證不傳經是謂雌雞能飛雄鷄不能飛也有是理乎

解表而表不解說

經云善治者治皮毛皮毛者外而天地內而臟腑升降往來之一大總埸也故解表者有曉不得六淫性質妄以陽治陰以陰治陽而不解者有認不得內外情狀妄以表治裏以裡治表而不解者有表邪太重病重藥輕而不解者有表邪本輕發散太過而不解者間有陽氣衰敗不能作汗而不解者陰精消蝕不能釀汗而不解者邪氣太盛得病便是壞證令人措手不及而不解者前諸不解屬乎人也後諸不解屬乎天也解表者亦盡乎人聽乎天而已矣

五行陰陽各具說

今之論五行者莫不曰水陰也火陽也木陽也金陰也土則陰陽兩平也夫謂土爲陰陽兩平信矣而以陰陽分屬木火金水則不察之言也天下之物莫不有陰陽况木火金水之昭著乎水爲天一所生地六所成氣陽而質陰也火爲地二所生天七所成氣陰而質陽也木爲天三所生地八所成氣陽而質陰也金爲地四所生天九所成氣陰而質陽也人但即天地之所成者論陰陽而不兼即天地之所生者論陰陽直謂之不知陰陽而已矣或曰河圖左旋爲木火陽也右旋爲水金陰也然則圖說非歟曰左旋爲陽而春爲厥陰肝木用事夏爲少陰居火管局仍是陽中有陰也右旋爲陰而秋爲陽明燥金用事冬爲太陽寒水管局仍是陰中有陽也推之木火位於東南陽也其對待則爲陰金水位於西北陰也其對待則爲陽或爲正化陰陽或爲對化陰陽或爲從化陰陽使不能參透此中消息而漫欲膠柱鼓瑟其不至殺人如草菅也幾希矣

朱丹溪養陰說書後

丹溪朱氏創爲養陰之說後賢張景岳薛立齋輩又從而張皇之而芎歸冬地等物遂爲人世仙丹彼蓋以爲陰者水也以水補水實開天地未有之奇而補軒聖岐聖仲聖之所未備嗚呼自有此說其所全活固不下千千萬萬其所誣死亦不下千千萬萬何者彼所謂水乃

寒溫窮源　十六　河南商務印刷所印

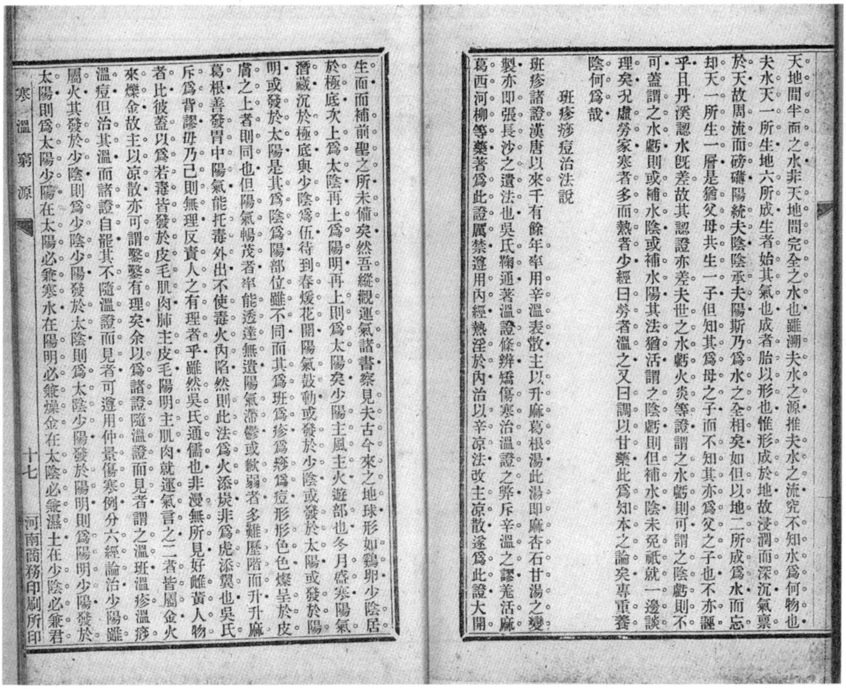

天地間半而之水非天地間完全之水也雖溯夫水之源推夫水之流究不知水爲何物也夫水天一所生地六所成生者始其氣也成者胎以形也惟形成於地故浸潤而深沉氣稟於天故周流而磅礴陽統夫陰陰承夫陽斯乃爲水之全相矣如但以地二所成爲水而忘却天一所生一層是猶父母共生一子但知其爲母之子而不知其亦爲父之子也不亦誣乎且丹溪認水既差故其認證亦差夫世之水虧火炎等證謂之水虧則可謂之陰虧則不可蓋謂之水虧則或補水陰或補水陽其法猶活謂之陰虧則但補水陰未免祇就一邊談理矣况虛勞家寒者多而熱者少經曰勞者溫之又曰調以甘藥此爲知本之論矣專重養陰何爲哉

班疹痧痘治法說

班疹諸證漢唐以來千有餘年率用辛溫表散主以升麻葛根湯此湯即麻杏石甘湯之變製亦即張長沙之遺法也吳氏鞠通著溫證條辨矯傷寒治溫證之弊斥辛溫之謬羌活麻葛西河柳等藥著爲此證厲禁遵用內經熱淫於內治以辛涼法改主涼散遂爲此證大開生面而補前聖之所未備矣然吾縱觀運氣諸書察見夫古今來之地球形如鷄卵少陰居於極底次上爲太陰再上爲陽明再上則爲太陽矣少陽主風主火遊部也冬月盛寒陽氣潛藏沉於極底與少陰爲伍待到春煖花開陽氣鼓動或發於少陰或發於太陽或發於陽明或發於太陽是其爲陰爲陽部位雖不同而其爲班爲疹爲痧爲痘形形色色燦呈於皮膚之上者則同也但陽氣暢茂者率能透達無遺陽氣滯鬱或歉弱者多難歷階而升升麻葛根善發胃中陽氣能托毒外出不使毒火內陷然則此法爲火添炭非爲虎添翼也吳氏斥爲背謬毋乃已則無理反責人之有理者乎雖然吳氏通儒也非漫無所見好雌黃人物者比彼蓋以爲若毒皆發於皮毛肌肉肺主皮毛陽明主肌肉就運氣言之二者皆屬金火來爍金故主以涼散亦可謂鑿鑿有理矣余以爲諸證隨溫證而見者謂之溫班溫疹溫痧溫痘但治其溫而諸證自罷其不隨溫證而見者可遵用仲景傷寒例分六經論治少陽雖屬火其發於少陰則爲少陰少陽發於太陰則爲太陰少陽發於陽明則爲陽明少陽發於太陽則爲太陽少陽在太陽必兼寒水在陽明必兼燥金在太陰必兼濕土在少陰必兼君

寒溫窮源　十七　河南商務印刷所印

《寒温穷源》书影

火或溫散或清解或峻攻或和補惟隨其各經現證以治之或者其不陷於偏乎願奉商世之善治斯證者

人身陰陽通於天地圖書說

萬物之生負陰抱陽久爲老生常談矣不知此語聖人發之亦惟聖人知之未易淺近窺也試覼縷言之人之一身六腑在前五臟在後腑者陽也爲天之氣臟者陰也爲地之氣天氣必左旋故由右邊之金水陸續轉到左邊則先盤旋於陽明燥金然後結果於太陽寒水地氣必右旋故由左邊之金水陸續轉到右邊則先鼓動於太陰濕土然後發皇於厥陰肝木少陰君火人之處世雖曰頂天立地倘伏之使若圖之龍馬然則臟陰在上腑陽在下其爲負陰抱陽也明甚夫人身其小者也不觀之天地乎天位乎上地位乎下形雖不同其實皆一氣渾淪的自上數之最上爲寒水次上爲燥金中爲濕土次中爲君火末爲肝木下面木火逆上便是上面金水上面金水注下便是下面木火然金水在外陰也木火在內陽也其爲負陰抱陽也明甚夫天地其小者也不觀之河圖乎圖自右旋則由一九以至二八圖自左旋則由三七以至四六由三七以至四六是木火之氣動也由一九以至二八是金水之氣動也然金水在西北二方陰也木火在東南二方陽也其爲負陰抱陽也明甚夫以圖書天地有形之陰陽定人身中無形之陰陽則凡所謂木火爲災金水爲災與夫由木火而轉屬金水由金水而轉屬木火者皆不啻燭照數計而龜卜也業此道者果能熟讀三經並採諸家傳註則胸中先有成竹迨至臨證雖未能一一盡合然亦何至背道而馳哉

少陽相火有二種說

少陽相火說者紛紛有謂太陽爲表陽明爲裏少陽爲太陽陽明之半表半裏有謂太陽爲表太陰爲裏少陽爲太陽太陰之半表半裏有謂少陽爲游部外而三陽內而三陰皆少陽之氣游移於其間是三說皆有理而猶未盡其義也余以爲人身如小天地天地陰陽不同斯人身陰陽不同人身陰陽既不同則夫少陽者乃陰陽二氣之發端也安能盡同乎大凡邪之傷人非自內而外即自外而內邪之發作處不同故其爲陰爲陽亦不同也蓋嘗仰觀天象俯察球形而有以知其理之必然矣天在上而其氣則根於地下如厥陰爲一歲之始

由厥陰而少陰而太陽而少陽而陽明而太陽是謂歲序之陰陽地在下而其氣則發於天上如太陽爲一日之中由太陽而陽明而太陰而少陰而厥陰而少陽是謂日序之陰陽就歲序之陰陽言之太陰之前一位爲少陽是爲太陰少陽就日序之陰陽言之厥陰之前一位爲少陽是爲厥陰少陽太陰少陽即古賢所謂濕火也厥陰少陽即古賢所謂風火也爲火雖同而其來自陽分來自陰分則不同也故曰有二種也

陰陽開闔說

太陽爲開陽明爲闔少陽爲之樞太陽爲開厥陰爲闔少陰爲之樞註家未晰余欲以鄙見解之太陽在外故爲開陽明在內故爲闔少陽爲兩陽之中鋒鋒向外則開鋒向內則闔是兩陽之開闔皆少陽爲之也太陰在外故爲開厥陰在內故爲闔少陰爲兩陰之主帥帥在外則開帥在內則闔是兩陰之開闔皆少陰爲之也所以然者陽主發散在外故以在外者爲樞陰主收斂在內故以在內者爲樞也或曰陰陽開闔皆以二少爲樞其載在傷寒論者亦有例之可舉乎曰少陽證不渴身有熱宜發汗柴胡加桂枝湯主之是以少陽轉太陽也少陽證心中痞鞕嘔吐而下利者大柴胡湯主之是以少陽轉陽明也少陰證腹痛小便不利四肢沉重疼痛自下利者此爲有水氣眞武湯主之是以少陰轉太陰也少陰證吐利手足逆冷煩躁欲死者吳茱萸湯主之是以少陰轉厥陰也然則二三日五六日古之人無欲執樞以運亦不爲無見矣

傷寒言足不言手說

傷寒言足不言手說者紛紛矣余以爲皆無當於本旨也傷寒言足不言手猶之傷寒言不言六氣也何者人身經絡不論上下論表裏手經雖在上而偏於裏足經雖在下而偏於表而皆太陽寒水地方故偶有寒祲來襲他經無恙足先不支在外焉故也夫表者裏之綱也折柳而藩其圃蔬果便在其中製衣而被其體膚幹便在其中然則傷寒言足不言手以言足即言手矣豈傷足不傷手之說也哉

天人合一說

天缺西北日月西移地陷東南江河東注余曠觀天地不禁曠然有感也宇宙之大陰陽二

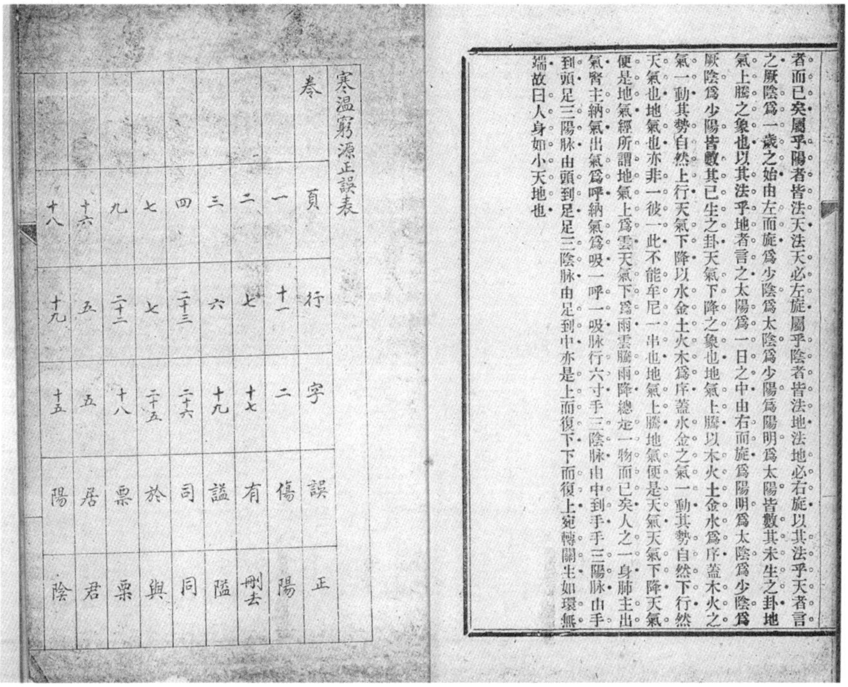

者而已矣屬乎陽者皆法天法天必左旋屬乎陰者皆法地法地必右旋以其法乎天者言之厥陰爲一歲之始由左而旋爲少陰爲太陰爲少陽爲陽明爲太陽皆數其未生之卦地氣上騰之象也以其法乎地者言之太陽爲一日之中由右而旋爲陽明爲太陰爲少陰爲厥陰爲少陽皆數其已生之卦天氣下降之象也地氣上騰以木火土金水爲序蓋木火之氣一動其勢自然上行天氣下降以水金土火木爲序蓋水金之氣一動其勢自然下行然天氣也地氣也亦非一彼一此不能牟尼一串也地氣上騰地氣便是天氣天氣下降天氣便是地氣經所謂地氣上爲雲天氣下爲雨雲騰雨降總定一物而已矣人之一身肺主出氣腎主納氣出氣爲呼納氣爲吸一呼一吸脉行六寸手三陰脉由中到手手三陽脉由手到頭足三陽脉由頭到足足三陰脉由足到中亦是上而復下下而復上宛轉關生如環無端故曰人身如小天地也

寒温窮源正誤表

卷	頁	行	字	誤	正
	一	十一	二	傷	陽
	二	七	十七	有	刪去
	三	六	十九	謚	隘
	四	二十三	二十六	司	同
	七	七	二十五	於	與
	九	二十二	十八	栗	粟
	十六	五	五	居	君
	十八	十九	十五	陽	陰

《寒温穷源》书影

《湿证发微》书影

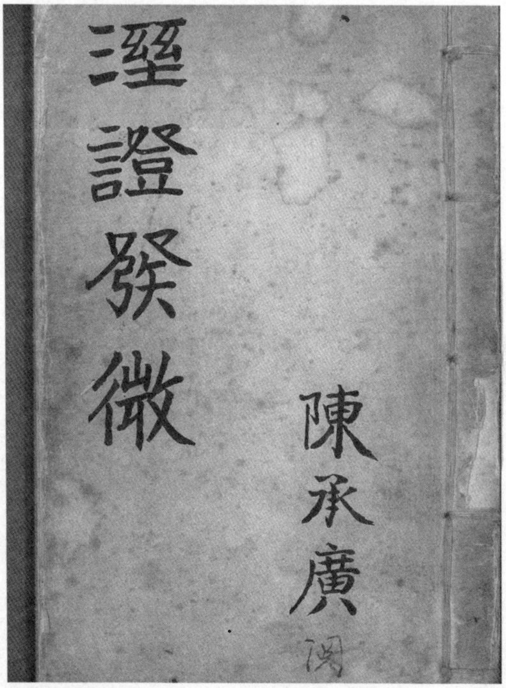
溼證發微
陳承廣
阅

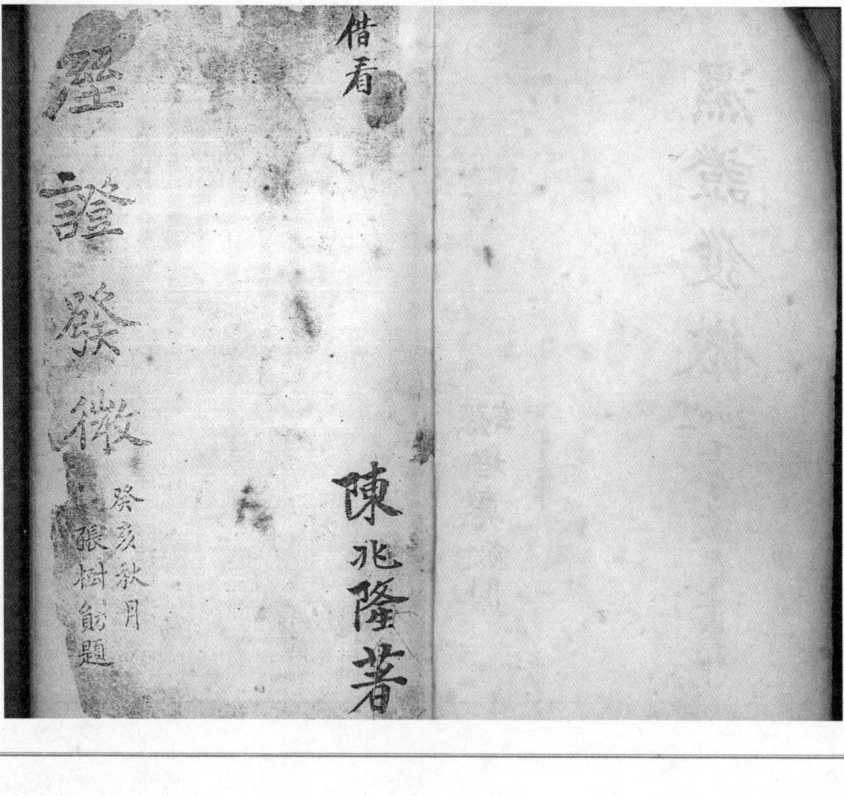
借看
溼證發微
癸亥秋月
張樹飭題
陳兆隆著

濕證發微序目

啟

伏以青囊術妙漢華陀獨踞其神奇綠野堂開裴中令晚游於方劑良醫功同良相濟世活人迹雖不同理寔一焉則有敝鄉陳兆隆先生者束髮窮經早蜚聲於黌序中年戢羽兼肆力於岐黃九折之功既深千金之方斯重又其春風在抱萬彙同嘘大道爲公不遺遐邇洵所謂醫宗儒派妙燮理於壺中者也晚年探圖書之秘悟濕症之源謂河圖一畫開天一與六合而成元水運邇繁衍由是木火金土迭生先天元水之當重也明甚又謂人類濕以生亦因濕而病醫家風火暑三類各有專門濕之一條多畧之無高論實則風火寒燥作沴不過十之二三濕邪則十有六七且春溫秋燥其濕更險瘧欲水氣其濕更深濕症本原未竟宇宙缺憾實多先生之論濕症也如是主治之道則謂無論何等之濕何時之濕但就現在所感用藥驅之罔不愈者先生以易求醫既已深探玄妙凡其出治無不本所得以實施久已杏滿門前春生指上矣爾乃蘊不敢秘道必欲宣著濕症發微及寒溫窮源兩書析千古似是而非之論辨寒溫幾微差歷之源汴中諸大國手見而悅之稱爲獨得三昧足於仲景

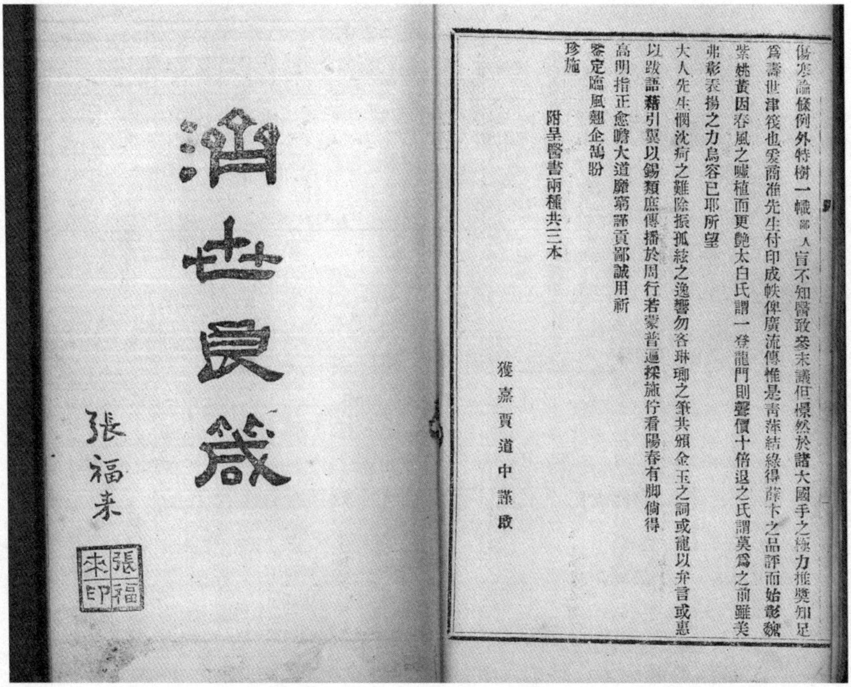

傷寒論條例外特樹一幟鄙人肓不知醫敢參末議但慓然於諸大國手之極力推奬知足爲壽世津筏也爰商准先生付印成帙俾廣流傳惟是青萍結綠得薛卞之品評而始彰魏紫姚黃因春風之噓植而更艷太白氏謂一登龍門則聲價十倍退之氏謂莫爲之前雖美弗彰表揚之力烏容已耶所望

大人先生憫沉疴之難除振孤絃之逸響勿吝琳瑯之筆共頒金玉之詞或寵以弁言或惠以跋語藉引翼以錫類庶傳播於周行若蒙普遍採施佇看陽春有脚倘得

高明指正愈瞻大道靡窮謹貢鄙誠用祈

鋻定臨風翹企鵠盼

珍施

附呈醫書兩種共二本

獲嘉賈道中謹啟

濟世良箴

張福来

張福来印

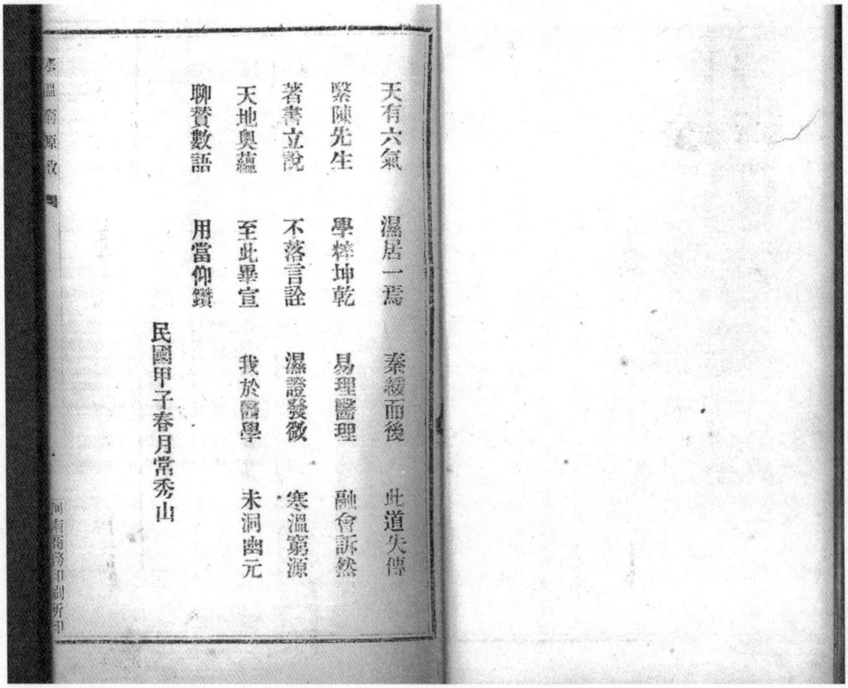

天有六氣　濕居一焉　秦緩而後　此道失傳

緊陳先生　學粹坤乾　易理醫理　融會訢然

著書立說　不落言詮　濕證發微　寒溫窮源

天地奧蘊　至此畢宣　我於醫學　未洞幽元

聊贅數語　用當仰鑽

民國甲子春月常秀山

寒溫窮源敘

河南商務印刷所印

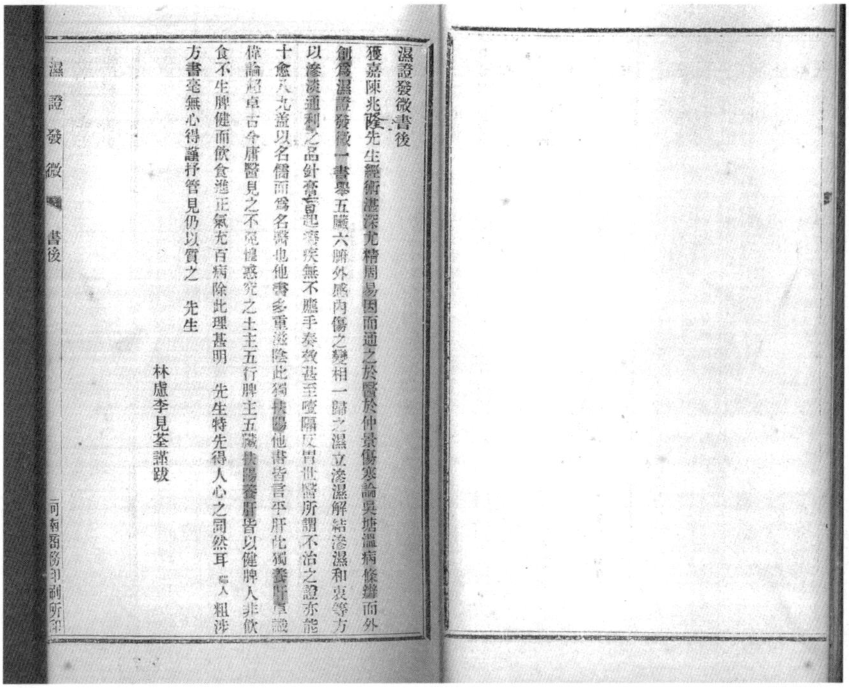

濕證發微書後

獲嘉陳兆隆先生經術湛深尤精周易因而通之於醫於仲景傷寒論吳塘溫病條辯而外創爲濕證發微一書舉五臟六腑外感內傷之變相一歸之濕立滲濕解結滲濕和衷等方以滲淡通利之品針膏肓起痼疾無不應手奏效甚至噎膈反胃世醫所謂不治之證亦能十愈八九蓋以名儒而爲名醫也他書多重滋陰此獨扶陽他書皆言平肝此獨養肝卓識偉論超卓古今庸醫見之不免惶惑究之土主五行脾主五臟扶陽養肝皆以健脾人非飲食不生脾健而飲食進正氣充百病除此理甚明　先生特先得人心之同然耳　鄙人粗涉方書毫無心得謹抒管見仍以質之　先生

林慮李見荃謹跋

濕證發微　書後　河南商務印刷所印

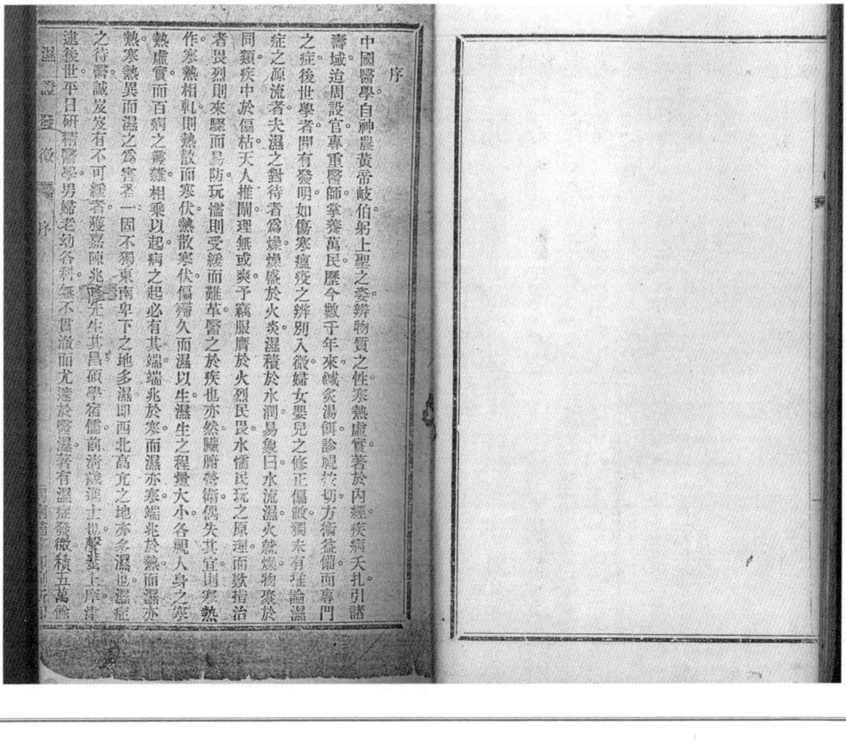

序

中國醫學自神農黃帝岐伯躬上聖之姿辨物質之性寒熱虛實著於內經疾病夭扎引諸壽域迨周設官專重醫師掌養萬民歷今數千年來鍼灸湯餌診視抉切方術益備而專門之症後世學者閒有發明如傷寒瘟疫之辨別入微婦女嬰兒之修正偏敝獨未有推論濕症之源流者夫濕之對待者爲燥燥盛於火炎濕積於水潤易象曰水流濕火就燥物聚於同類疾中於偏枯天人推闡理無或爽予竊服膺於火烈民畏水懦民玩之原理而歎指治者畏烈則來緊而易防玩懦則受緩而難革醫之於疾也亦然臟腑營衛偶失其宜則寒熱作寒熱相軋則熱散而寒伏熱散寒伏偏觭久而濕以生濕生之程量大小各視人身之寒熱虛實而百病之叢雜相乘以起病之起必有其端端兆於寒而濕亦寒端兆於熱而濕亦熱寒熱異而濕之爲害者一固不獨東南卑下之地多濕即西北高亢之地亦多濕也濕症之待醫誠岌岌有不可緩者獲嘉陳兆隆先生其邑碩學宿儒前清歲進士也擊壁上庠肄逮後世平日研精醫學男婦老幼各科無不貫澈而尤邃於醫濕著有濕症發微積五萬餘

濕證發微　序　河南商務印刷所印

《湿证发微》书影

言都爲兩卷詳前人之所略補遺方之未備同邑賈君達五擬其著作游於豫省財政斂親爲得未曾有擬呈請　內務部鑒定印行保護版權俾勿翻印併裝大醫學家郭化三先生參考互證推本於理論之不爽徵驗其功效之必成異日此書一出知必爲社會所需要政斷言矣惟是付諸手民尙須多費適予奉省憲委赴是邑督催兩社車馬局歸併公款局清理歷年存欠有邑紳郭君紫侯謝君石渠徐君榮軒賈君伯仁郭君秀芝楊君瑞峰六人職司監算歷五月之久例應各給車馬費以酬其勞六人志趣高尙以服務本籍不肯受酬均願捐助醫書印刷費以期鄉先生仁壽世易於觀成計共捐銀一百八十元噫可以風矣夫人之欲善誰不如我賈君倡之於前監算諸君繼之於後不難於赴義之勇而難於立品之齊不難於嚮往之誠而難於稱衷之清世風衰薄而獲邑諸君子猶具有廉信介潔之特行則將來良醫良相皆植基於人材之蔚起其由此積累而光大之乎賈君囑予序其原委而即以弁諸簡首時中華民國十二年一月二十八日新蔡崔蘊珍謹序

序

中國醫學發明最早而進步最遲自軒岐至今四千餘年醫家者流能本所心得以著作餉世者在漢若張仲景在唐若孫眞人宋以後若朱丹溪劉河間薛立齋張景岳葉天士輩寥寥不過數人甚矣其難也獲嘉陳兆隆先生文學優長往日曾蜚聲鄉校上貢成均中歲以還以餘力精醫學獨見其微不蹈恒蹊生平治療危症不可殫數所著濕症發微一書能言前人所未言之理治前人所不能治之症河朔人士久欲付諸棗梨藉公於世而先生顧歉然以爲未足也近年先生年益高學益進而爲術亦益精客冬因事來汴與諸醫大家促膝從容上下其議論益證所見之不謬乃徇同人之請用活板術印刷裝訂全書都五萬餘言分爲兩卷並附先生近著寒溫窮源一卷預計洛陽紙貴之日當在山陰修禊之時惟是先生寒士也守原憲之介樂顏子之貧寒氈半生蕭然四壁力固未能及此里中諸君子又棉力薄弱醵貲無多事幾中輟矣賈君達五獲之賢者也其敬先生也尤摯適是時獲人士因差徭積弊過深上其事於大府請求派委清查達五與焉地方士紳與於監算者六人享畯

濕證發微　序　　河南商務印刷所印

得支夫馬費百八十元胥舉而捐爲先生刻書之費徇達五之請也達五名道中是役實總始其事其捐貲之六人則爲謝君石渠郭君紫侯徐君榮軒郭君秀芝楊君瑞峰賈君伯仁皆例得書於耑往者余嘗以病受治於先生固深敬慕先生之爲人今又讀先生之書而喜先生之術將推而及於人人也故樂爲之序

中華民國十二年夏歷正月上浣弘農薛勉序

序

今欲闡內經之要旨補前人之未備不相摭拾適相發明若此者醫家自劉守眞李東垣朱丹溪以外蓋戞戞乎其難之明經陳兆隆先生獲嘉之隱君子也幼而好學屢角勝於名場晚年退修深研究於醫書素問靈樞罔不博覽而獨歎六淫中之邪濕類與風寒暑燥火並舉未有專意以研究之者誠醫林之缺點也先生於是積半世之揣摩憑數年之心悟獨於濕症一門審明脈象如何病狀如何著濕症發微一書以發明之全卷約五萬餘言殆所謂窺內經之要旨補前人之未備者乎吾不敢阿其所好謂斯書之作字字節節皆中規矩足爲萬世法也蓋莫爲之前雖聖不傳莫爲之後雖盛不彰願後之業岐黃者參觀互證偏補弊則救至於盡善盡美拯斯民於疢疾之中登諸仁壽之域此不惟作者之幸而亦斯世之幸也是爲序新蔡郭育賢識於大梁退補寄廬

濕證發微　書後　　河南商務印刷所印

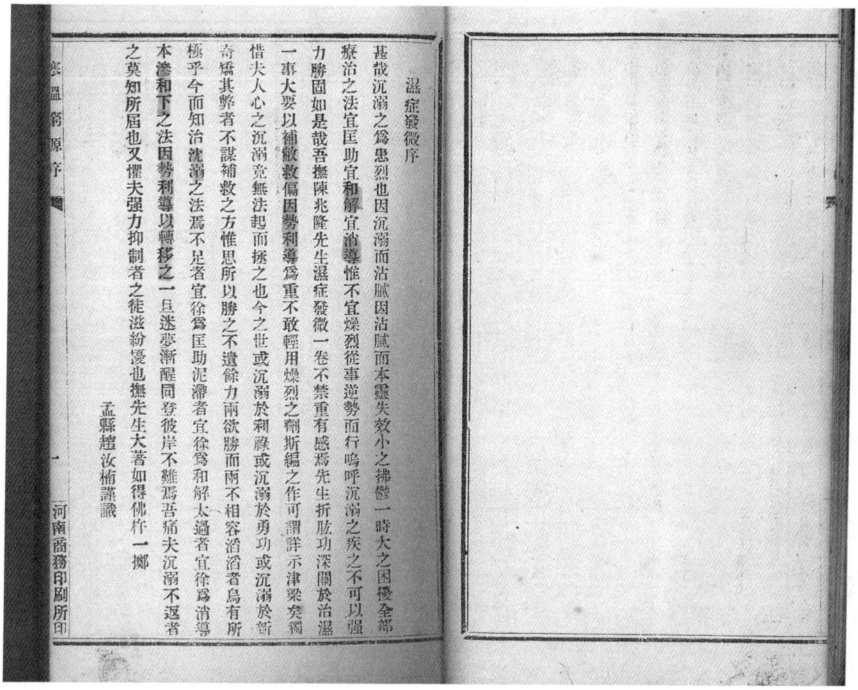

濕症發微序

甚哉沉溺之爲患烈也因沉溺而沾膩因沾膩而本靈失效小之拂鬱一時大之困擾全部療治之法宜匡助宜和解宜消導惟不宜燥烈從事逆勢而行嗚呼沉溺之疾之不可以強力勝固如是哉吾撫陳兆隆先生濕症發微一卷不禁重有感焉先生折肱功深關於治濕一事大要以補敝救偏因勢利導爲重不敢輕用燥烈之劑斯編之作可謂詳示津梁矣獨惜夫人心之沉溺竟無法起而拯之也今之世或沉溺於利祿或沉溺於勇功或沉溺於新奇矯其弊者不謀補救之方惟思所以勝之不遺餘力兩欲勝而兩不相容滔滔者烏有所極乎今而知治沉溺之法爲不足者宜徐爲匡助泥滯者宜徐爲和解太過者宜徐爲消導本滲和下之法因勢利導以轉移之一旦迷夢漸醒同登彼岸不難焉吾痛夫沉溺不返者之莫知所屆也又懼夫強力抑制者之徒滋紛擾也撫先生大著如得佛杵一擲

孟縣趙汝楠謹識

濕症發微原序　一　河南商務印刷所印

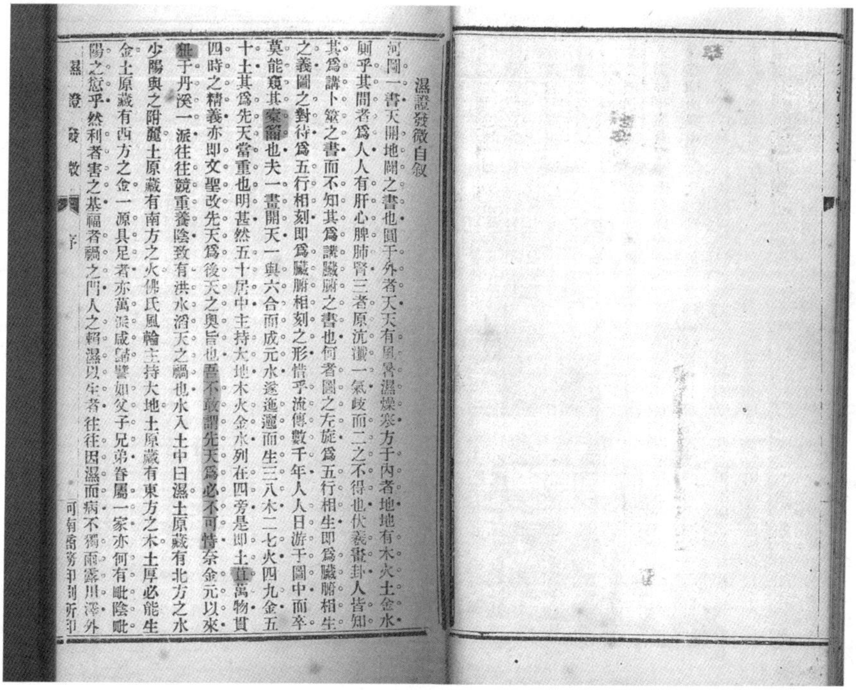

濕證發微自叙

河圖一書天開地闢之書也圓于外者天天有風暑濕燥寒方于內者地地有木火土金水厠乎其間者爲人人有肝心脾肺腎三者原流濊一氣岐而二之不得也伏羲畫卦人皆知其爲講卜筮之書而不知其爲講臟腑之書也何者圖之左旋爲五行相生即爲臟腑相生之義圖之對待爲五行相刻即爲臟腑相刻之形惜乎流傳數千年人人日游于圖中而卒莫能窺其橐籥也夫一畫開天一與六合而成元水遞遞而生三八木二七火四九金五十土其爲先天當重也明甚然五十居中主持大地木火金水列在四旁是即土苴萬物貫紐于丹溪一派往往競重養陰致有洪水滔天之禍也水入土中曰濕土原藏有北方之水少陽與之附麗土原藏有南方之火佛氏風輪主持大地土原藏有東方之木土厚必能生金土原藏有西方之金一源具足者亦萬派咸歸譬如父子兄弟眷屬一家亦何有毗陰毗陽之慾乎然利者害之基福者禍之門人之輯濕以生者往往因濕而病不獨雨露川澤外

濕證發微　序　河南商務印刷所印

《湿证发微》书影

濕侵損爲害即一飲一食流通稍有未利內濕即干是生矣仲景醫中聖人其傷寒一書爲風鳴朝陽嗣後風家火家暑家各有專門至于濕之一條雖間有著作卒多卑之無甚高論亦以其爲五方雜氣而非有四時專氣也然余閱歷幾半生醫見風火寒燥作沴不過十之二三濕邪則十有六七且諸證治法各家詳備濕證多未竟本原此固宇宙之缺理而亦醫門之憾事也濕之爲邪散無友紀濕之時固有濕即春溫秋燥其濕爲更險濕之證固爲濕即痰飲水氣其濕爲更深惟無論其爲何等之濕何時之濕但就其現在地位確見其爲濕邪斯用藥驅之固有不愈者矣且圖五十[illegible]譬如車輪之軸木火金水皆其輪上之輻也其人金水素盛軸自從右而旋金水證必多其人木火素盛軸自從左而旋風火證必多寒濕宜溫其寒溫之不愈則宜攻熱濕宜清其熱清之不解則宜下雖千變萬化濕有難以名言馨者然後之人能即余說而擴充之此又余所禱祀而求者也是爲序

獲嘉陳其昌自敘

濕證發微上卷目錄

河南商務印刷所印

河南商務印刷所印

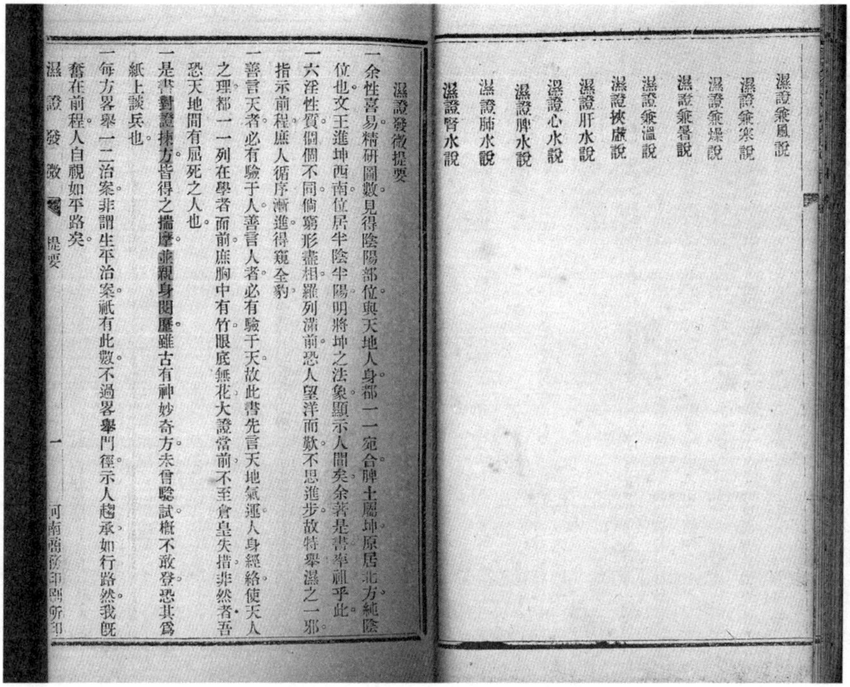

濕證兼風說
濕證兼寒說
濕證兼燥說
濕證兼暑說
濕證兼溫說
濕證挾虛說
濕證肝水說
濕證心水說
濕證脾水說
濕證肺水說
濕證腎水說

濕證發微提要

一余性喜易精研圖數見得陰陽部位與天地人身都一一宛合脾土屬坤原居北方純陰位也文王進坤西南位居半陰半陽明將坤之法象顯示人間矣余著是書率祖乎此

一六淫性質個個不同倘窮形盡相羅列滿前恐人望洋而歎不思進步故特舉濕之一邪指示前程庶人循序漸進得窺全豹

一善言天者必有驗于人善言人者必有驗于天故此書先言天地氣運人身經絡使天人之理都一一列在學者而前庶胸中有竹眼底無花大證當前不至倉皇失措非然者吾恐天地間有屈死之人也

一是書對證揀方皆得之揣摩並親身閱歷雖古有神妙奇方未曾驗試概不敢登恐其爲紙上談兵也

一每方畧舉一二治案非謂生平治案祇有此數不過畧舉門徑示人趨承如行路然我既奮在前程人自視如平路矣

濕證發微 提要 一 河南商務印刷所印

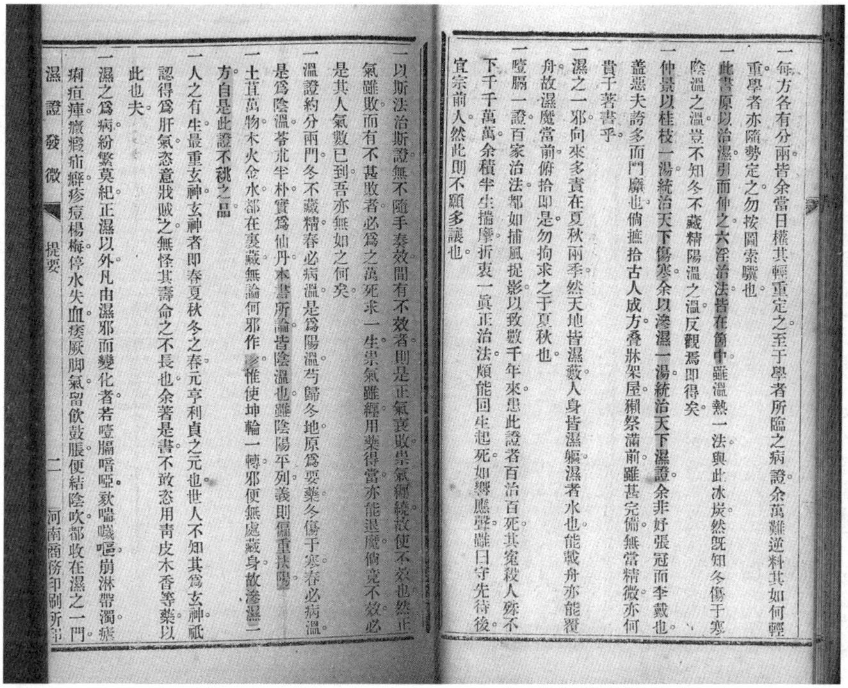

一每方各有分兩皆余當日權其輕重定之至于學者所臨之病證余萬難逆料其如何輕重學者亦隨勢定之勿按圖索驥也

一此書原以治濕引而伸之六淫治法皆在個中雖溫熱一法與此冰炭然既知冬傷于寒陰溫之溫豈不知冬不藏精陽溫之溫反觀焉即得矣

一仲景以桂枝一湯統治天下傷寒余以滲濕一湯統治天下濕證余非好張冠而李戴也蓋惡夫誇多而門靡也倘摭拾古人成方疊牀架屋獺祭滿前雖甚完備無當精微亦何貴于著書乎

一濕之一邪向來多責在夏秋兩季然天地皆濕藪人身皆濕軀濕者水也能載舟亦能覆舟故濕魔當前俯拾即是勿拘求之于夏秋也

一噎膈一證百家治法都如捕風捉影以致數千年來患此證者百治百死其寃殺人殊不下千千萬萬余積半生揣摩折衷一眞正治法頗能回生起死如響應聲雖曰守先待後宜宗前人然此則不願多讓也

一以斯法治斯證無不隨手奏效間有不效者則是正氣衰敗祟氣纏繞故使不效也然正氣雖敗而有不甚敗者必爲之萬死求一生祟氣雖纏用藥得當亦能退魔倘竟不效必是其人氣數已到吾亦無如之何矣

一濕證約分兩門冬不藏精春必病溫是爲陽溫芍歸冬地原爲要藥冬傷于寒春必病溫是爲陰溫蒼朮半朴實爲仙丹本書所論皆陰溫也雖陰陽平列義則偏重扶陽

一土苴萬物木火金水都在裏藏無論何邪作祟惟使坤輪一轉邪便無處藏身故滲濕一方自是此證不祧之品

一人之有生最重玄神玄神者即春夏秋冬之春元亨利貞之元也世人不知其爲玄神祇認得爲肝氣恣意戕賊之無怪其壽命之不長也余著是書不敢恣用青皮木香等藥以此也夫

一濕之爲病紛繁莫紀正濕以外凡由濕邪而變化者若噎膈瘖啞欬喘嘁嗝崩淋帶濁痿痢疸痺癥瘕疝癖疹痘楊梅停水失血痿厥脚氣留飲鼓脹便結陰吹都收在濕之一門

濕證發微 提要 二 河南商務印刷所印

《湿证发微》书影

欲學者數典而不忘其祖焉爾。

濕證發微上卷

獲嘉陳其昌兆隆著　同里賈道中達五校閱

人身如小天地說

無極之眞二五之精二者妙合而爲人是天地爲形形色色之人身人身即爲狉狉榛榛之天地然此猶泛即其理而言之也試即其形質而確鑿言之西書云天包乎地地以外皆天也地之形如卵圓于外者約有十萬里整以圓三徑一之法計之厚則三萬八千里有餘地之正中心如鷄子黄一般其色正赤其氣極熱全是一窩火汁觀于溫泉之出火山之噴可見矣附于火一層爲濕土其質軟如鷄子白一般附于濕土一層爲沙石其質堅如雞子皮一般附于沙石一層即地面也一望皆水大西洋之水約有萬里太平洋之水約五萬里南北氷洋之水更不可紀極諺云卵是皮包的地是水包的良然昔者天地肇造龍馬負圖而出其圖一三五七九爲天之數二四六八十爲地之數所謂天數五地數五五位相得而各有合也一六水生三八木三八木生二七火二七火生五十土五十土生四九金四九金又

生一六水旋轉相生固皆法象之自然矣彼地之由木而火由火而土由土而金由金而水非亦法象之自然乎人身之內五行厥陰肝木生少陰君火少陰君火生太陰濕土太陰濕土生陽明燥金陽明燥金生太陽寒水亦如天地之由春而夏由夏而秋由秋而冬而爲順生之五行也胃與脾相對膀胱與腎相對膽與肝相對亦如天地之陽明與太陰合太陽與少陰合少陽與厥陰合而爲對待之五行也夫天地有盈虛人身即與爲盈虛天地有消長人身即與爲消長人在天地如魚在水然魚之呼吸不外此水人之呼吸不外此氣人能善調其氣而無所損焉則天地我立矣小天地云乎哉

經絡臟腑陰陽相配說

膀胱小腸其經絡居乎表之第一層故屬太陽胃與大腸居乎表之第二層故屬陽明膽與三焦居乎表之第三層故屬少陽脾肺居乎裏之第一層故屬太陰心腎居乎裏之第二層故屬少陰肝與心包居乎裏之第三層故屬厥陰身之內有肝心脾肺腎猶之乎地之內有木火土金水也地球之第一層爲水第二層爲金第三層爲土第四層爲火第五層之木雖無明證然觀于河圖二七火三八木之序則第五層爲木之所居也明甚人身亦小天地也太陽居乎表之第一層故屬寒水陽明居乎表之第二層故屬燥金太陰居乎裏之第一層故屬濕土少陰居乎裏之第二層故屬君火厥陰居乎裏之第三層故屬風木少陽爲遊部其氣遊行三焦有似于火故屬相火總之在天爲風暑濕燥寒在地爲木火土金水在人爲肝心脾肺腎天也地也人也一而已矣然陰陽之理亦難拘定如以日序之陰陽言之白晝少陽太陽陽明用事黑夜太陰少陰厥陰用事陽居陽位陰居陰位常也倘以年序之陰陽言之前半年爲陽而多三陰用事後半年爲陰而多三陽用事陰居陽位陽居陰位則可怪也矣而亦不必怪也日序陽居陽陰居陰對言之則太陽與少陰相附麗陽明與太陰相附麗少陽與厥陰相附麗仍是陽中有陰陰中有陽年序陰居陽陽居陰進求之春夏爲陽風木君火亦爲陽秋冬爲陰燥金寒水亦爲陰仍是陽自爲陽陰自爲陰千變萬化觸處皆通惟在細心人領之耳

五臟欲惡說

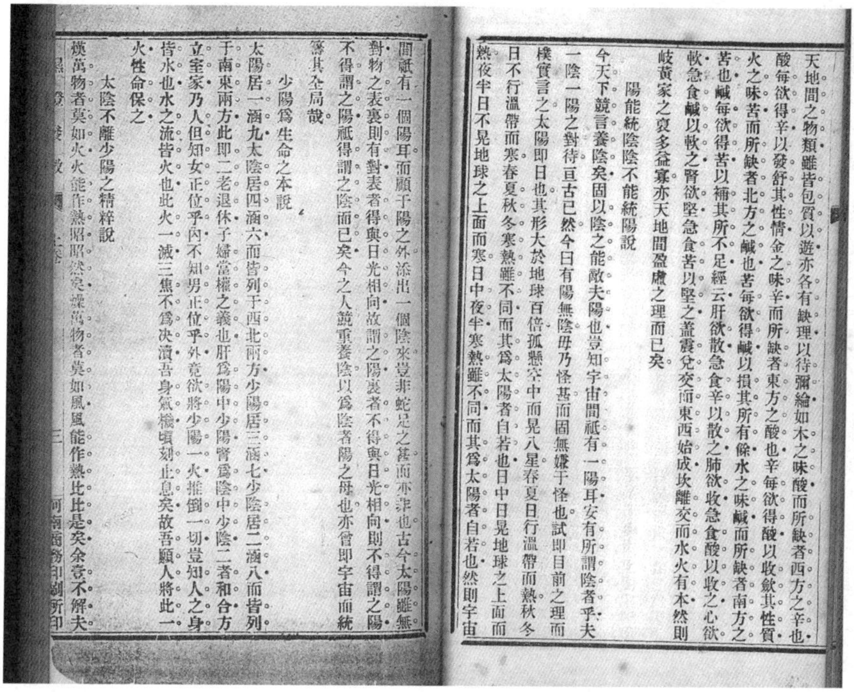
天地間之物類雖皆包質以遊亦各有缺理以待彌綸如木之味酸而所缺者西方之辛也酸每欲得辛以發舒其性情金之味辛而所缺者東方之酸也辛每欲得酸以收斂其性質火之味苦而所缺者北方之鹹也苦每欲得鹹以損其所有餘水之味鹹而所缺者南方之苦也鹹每欲得苦以補其所不足經云肝欲散急食辛以散之肺欲收急食酸以收之心欲軟急食鹹以軟之腎欲堅急食苦以堅之蓋震兌交而東西始成坎離交而水火有本然則岐黃家之裒多益寡亦天地間盈虛之理而已矣

陽能統陰陰不能統陽說

今天下競言養陰矣固以陰之能敵夫陽也豈知宇宙間祇有一陽耳安有所謂陰者乎夫一陰一陽之對待亘古已然今日有陽無陰毋乃怪甚而固無嫌于怪也試即目前之理而樸實言之太陽即日也其形大於地球百倍孤懸空中而晃八星春夏日行溫帶而熱秋冬日不行溫帶而寒春夏秋冬寒熱雖不同而其爲太陽者自若也日中日晃地球之上面而熱夜半日不晃地球之上面而寒日中夜半寒熱雖不同而其爲太陽者自若也然則宇宙間祇有一個陽耳而顧于陽之外添出一個陰來豈非蛇足之甚而亦非也古今太陽雖無對物之表裏則有對表者得與日光相向故謂之陽裏者不得與日光相向則不得謂之陽不得謂之陽祇得謂之陰而已矣今之人競重養陰以爲陰者陽之母也亦嘗即宇宙而統籌其全局哉

少陽爲生命之本說

太陽居一涵九太陰居四涵六而皆列于西北兩方少陽居三涵七少陰居二涵八而皆列于南東兩方此即二老退休子婦當權之義也肝爲陽中少陽腎爲陰中少陰二者和合方立室家乃人但知女正位乎內不知男正位乎外竟欲將少陽一火推倒一切豈知人之身皆水也水之流皆火也此火一滅三焦不爲決瀆吾身氣機頃刻止息矣故吾願人將此一火性命保之

太陰不離少陽之精粹說

橈萬物者莫如火火能作熱照照然究燥萬物者莫如風風能作熱比比是矣余豈不解夫

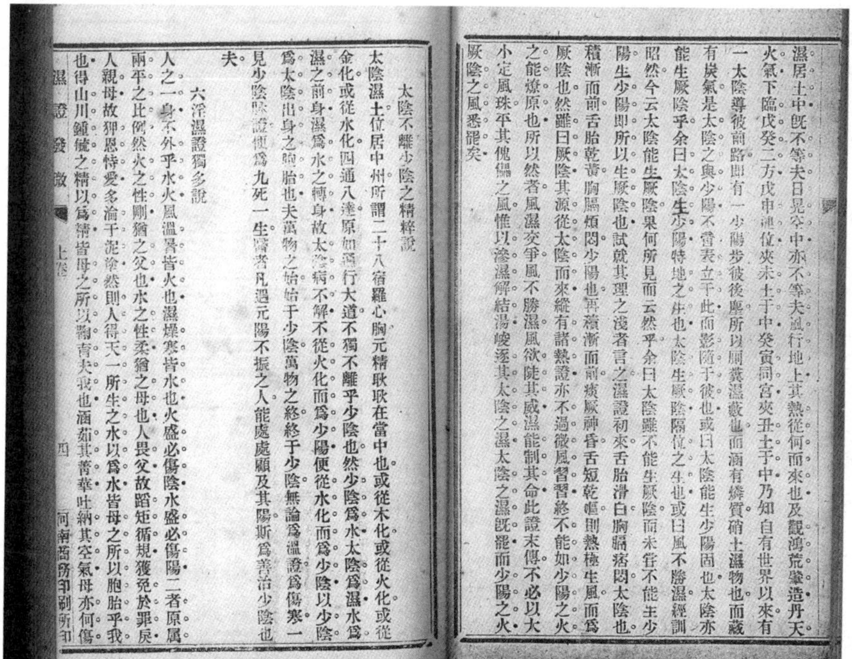
濕居土中既不等夫日晃空中亦不等夫風行地上其熱從何而來也及觀鴻荒肇造丹天火氣下臨戊癸二方戊申連位夾未土于中癸寅同宮夾丑土于中乃知自有世界以來有一太陰導彼前路即有一少陽步彼後塵所以脾藏濕藏也而涵有燐質硝土濕物也而藏有炭氣是太陰之與少陽不啻表立于此而影隨于彼也或曰太陰能生少陽固也太陰亦能生厥陰乎余曰太陰生少陽特地之生也太陰生厥陰隔位之生也或曰風不勝濕經訓昭然今云太陰能生厥陰果何所見而云然乎余曰太陰雖不能生厥陰而未嘗不能生少陽生少陽即所以生厥陰也試就其理之淺者言之濕證初來舌胎滑白胸膈痞悶太陰也積漸而前舌胎乾黃胸膈煩悶少陽也再積漸而前痰厥神昏舌短乾嘔則熱極生風而爲厥陰也然雖曰厥陰其源從太陰而來縱有諸熱證亦不過微風習習終不能如少陽之火之能燎原也所以然者風濕交爭風不勝濕風欲陡其威濕能制其命此證末傳不必以大小定風珠平其傀儡之風惟以滲濕解結湯峻逐其太陰之濕太陰之濕既罷而少陽之火厥陰之風悉罷矣

太陰不離少陰之精粹說

太陰濕土位居中州所謂二十八宿羅心胸元精耿耿在當中也或從木化或從火化或從金化或從水化四通八達原如道行大道不獨不離乎少陰也然少陰爲水太陰爲濕水爲濕之前身濕爲水之轉身故太陰病不解不從火化而爲少陽便從水化而爲少陰以少陰爲太陰出身之胞胎也夫萬物之始始于少陰萬物之終終于少陰無論爲溫證爲傷寒一見少陰脉證便爲九死一生醫者凡遇元陽不振之人能處處顧及其陽斯爲善治少陰也夫

六淫濕證獨多說

人之一身不外乎水火風溫暑皆火也濕燥寒皆水也火盛必傷陰水盛必傷陽二者原屬兩平之比例然火之性剛猶之父也水之性柔猶之母也人畏父故蹈矩循規獲免於罪戾人親母故狎恩恃愛多淪于泥塗然則人得天一所生之水以爲水皆母之所以胞胎乎我也得山川鍾毓之精以爲精皆母之所以鞠育夫我也涵茹其菁華吐納其空氣母亦何傷

《湿证发微》书影

于人乎奈雲行雨施藏有利刃煙籠霧鎖伏有危機山之珍海之錯强半多爛腸食養陰飲養陽不檢便中毒是天地間之最適乎我者即天地間之最溺乎我者也況乎土旺于四時春夏風火登塲土並喧其鑼鼓秋冬金水出而土同奏厥笙簧亘古爲然到處如是誠能于臨證之時一一驗之便知余言之不謬矣

太陽之上寒氣治之所謂本也本之下中之見也見之下氣之標也解

膀胱小腸便謂之本膀胱小腸之經絡便謂之標少陰爲其內容便謂之本之下中之見本皆寒氣治之故謂其本爲寒標皆太陽主之故謂其標爲熱標本異氣故太陽從本從標金鑑總註謂太陽爲一身外藩總六經而統榮衛張石頑謂太陽發于至陰上于胸膈出于肌膝達于皮毛據此二說觀之似人身之表裏上下皆屬太陽其說近于泛濫而無歸糊塗而一片然太陽謂之巨陽巨陽者人所得于天之元氣也元氣渾淪無所不該元氣周流無所不到以上二說亦屬徹上徹下包孕萬有之談但天之風暑濕燥寒地之木火土金水人之肝心脾肺腎皆星羅棋布于太陽裏而亦不得不劃疆而王分區而治治此證者識得太陽界分並識得太陽所統之界分乃不至于歧路而亡羊也夫太陽爲寒水寒邪原能傷之然太陽爲表分風邪暑邪燥邪濕邪亦何嘗不能傷之也雖然太陽傷寒其邪祇發于本經太陽傷風太陽傷暑太陽傷燥太陽傷濕其邪實發于他經夫既發于他經乃是由他經而侵入于本經也治之者誤認爲本經見證則誤矣但天地間有至不齊之造化由他經浸淫于本經固不可妄動本經若由本經浸淫于他經又不可不動本經觀于太陽與少陽合病太陽與陽明合病太陽與三陰合病載在傷寒例中班班可考不得固執前法矣然太陽有本經與他經之交涉又有本經與本經之交涉如風邪與寒邪也膚表與肌表也衛分與榮分也雖同爲太陽之病然治法差之毫厘便謬以千里而可以躁心嘗之乎太陽本寒而標熱少陰本熱而標寒一上一下之謂也譬有物于此自上而言之謂之太陽自下而言之謂之少陰太陽表氣太虛不能固表必犯入于裏而少陰少陰裏氣太虛不能固裏必累及于表而太陽表重于裏麻黃辛附湯先解其表裏重于表四逆湯先溫其裏二者誠精義入神之法矣太陽有寒熱少陰亦有寒熱以太陽之本寒內合少陰之標寒則邪從寒化而爲少陰

寒邪以太陽之標熱內合少陰之本熱則邪從熱化而爲少陰熱邪然有太陽傳入于少陰者亦有少陰縮入于太陽者太陽傷寒寒邪太重必引動少陰之水氣如小青龍等証是也太陽中風風邪太重必引動少陰之火氣如防風通聖等証是也蓋太陽爲表表者裏之綱表氣不和必擾動其裏氣治太陽者亦先事預防可也

陽明之上燥氣治之所謂本也本之下中之見也見之下氣之標也解

胃與大腸便謂之本胃大腸之絡便謂之標太陰爲其內容便謂之本之下中之見本皆燥氣治之故謂其本爲燥燥標皆陽氣主之故謂其標爲陽陽明不從標本從中見中見者太陰也太陰者濕土也燥金從濕土而化是爲以子而從母也顧均一從中見也厥陰之從中見爲以母而從子陽明之從中見爲以子而從母從子從母不源源本本言之恐其義終不暢也宇宙間物類凡屬陽者皆爲天道天道左旋即河圖木火土金水之序也凡屬陰者皆爲地道地道右旋即河圖水金土火木之序也從左而旋爲知來者逆從右而旋爲數往者順質而言之即養經水流濕火就燥之義也今厥陰不從標本從中見以厥陰雖屬木而木之進一位爲火以木從火是爲以母而從子也陽明不從標本從中見以陽明燥屬金而金之退一位爲土以金從土是爲以子而從母也或曰陽明既從中見凡病陽明者皆宜從陰化矣何以傷寒論陽明篇竟有承氣湯證耶曰從子從母是論天地間正化之陰陽非論人身內尅賊之陰陽也若論尅賊之陰陽仍是邪從陽化而爲陽邪從陰化而爲陰如陽明病脉寔大譫語潮熱是爲從陽化之陽明陽明病脉微脉遲初頭鞕後必溏是爲從陰化之陽明陽化陰化亦隨其人之虛寔而已矣

少陽之上相火治之所謂本也本之下中之見也見之下氣之標也解

胆與三焦便謂之本胆與三焦之經絡便謂之標厥陰爲其內容便謂之本之下中之見本皆火氣治之故謂其本爲火標皆少陽主之故謂其標爲陽標本一氣故少陽從本從本者以本氣爲化也人之一身陽居乎上陰居乎下少陽則不上不下陰居乎後陽居乎前少陽則不後不前陽熱而陰寒少陽則半熱半寒陽表而陰裏少陽則半表半裏太陽爲開陽明爲闔少陽爲兩經之樞中于背下太陽中于腹下陽明少陽居一身之側以日序之陰陽言

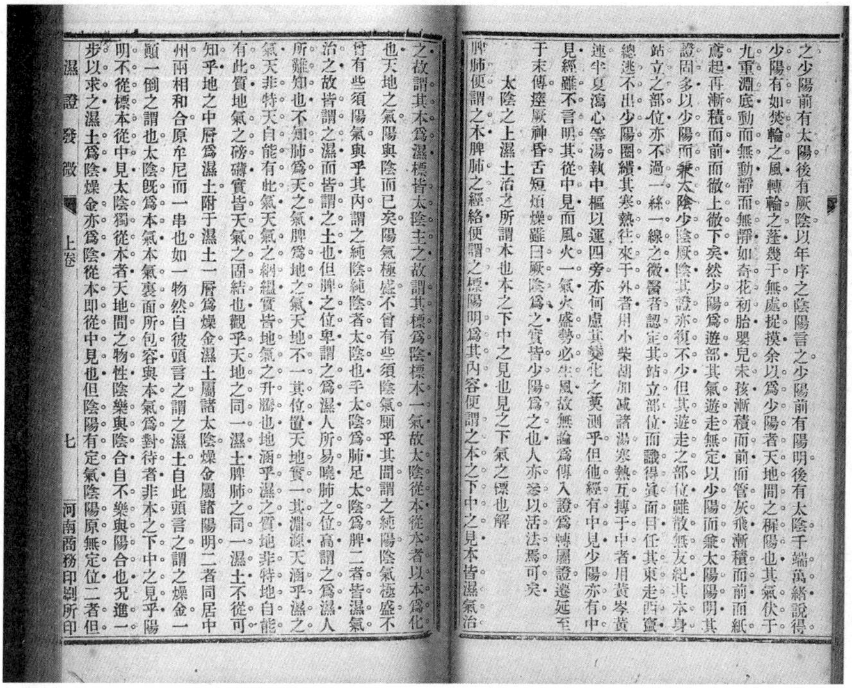

之少陽前有太陽後有厥陰以年序之陰陽言之少陽前有陽明後有太陰千端萬緒說得少陽有如焚輪之風轉輪之蓬幾于無處捉摸余以爲少陽者天地間之穉陽也其氣伏于九重淵底動而無動靜而無靜如奇花初胎嬰兒未孩漸積而前而管灰飛漸積而前而紙鳶起再漸積而前而徹上徹下矣然少陽爲遊部其氣遊走無定以少陽而兼太陽陽明其證固多以少陽而兼太陰少陰厥陰其證亦復不少但其遊走之部位雖散無友紀其本身站立之部位亦不過一絲一線之微醫者認定其站立部位而識得眞面目任其東走西竄總逃不出少陽圈繢其寒熱往來于外者用小柴胡加減諸湯寒熱互搏于中者用黃芩黃連半夏瀉心等湯執中樞以運四旁亦何慮其變化之莫測乎但他經有中見少陽亦有中見經雖不言明其從中見而風火一氣火盛勢必生風故無論爲傳入證爲轉屬證遷延至于末傳痙厥神昏舌短煩燥雖曰厥陰爲之實皆少陽爲之也人亦參以活法焉可矣

太陰之上濕土治之所謂本也本之下中之見也見之下氣之標也解

脾肺便謂之本脾肺之經絡便謂之標陽明爲其內容便謂之本之下中之見本皆濕氣治之故謂其本爲濕標皆太陰主之故謂其標爲陰標本一氣故太陰從本從本者以本爲化也天地之氣陽與陰而已矣陽氣極盛不曾有些須陰氣厠乎其間謂之純陽陰氣極盛不曾有些須陽氣與乎其內謂之純陰純陰者太陰也手太陰爲肺足太陰爲脾二者皆濕氣治之故皆謂之濕而皆謂之土也但脾之位卑謂之爲濕人所易曉肺之位高謂之爲濕人所難知也不知肺爲天之氣脾爲地之氣天地不一其位置天地實一其淵源天涵乎濕之氣天非特天自能有此氣天氣之絪縕實皆地氣之升騰也地涵乎濕之質地非特地自能有此質地氣之磅礴實皆天氣之固結也觀乎天地之同一濕土脾肺之同一濕土不從可知乎地之中層爲濕土附于濕土一層爲燥金濕土屬諸太陰燥金屬諸陽明二者同居中州兩相和合原牟尼而一串也如一物然自彼頭言之謂之濕土自此頭言之謂之燥金一顛一倒之謂也太陰既爲本氣本氣裏面所包容與本氣爲對待者非本之下中之見乎陽明不從標本從中見太陰獨從本者天地間之物性陰樂與陰合自不樂與陽合也況進一步以求之濕土爲陰燥金亦爲陰從本即從中見也但陰陽有定氣陰陽原無定位二者但

濕證發微　上卷　七　河南商務印刷所印

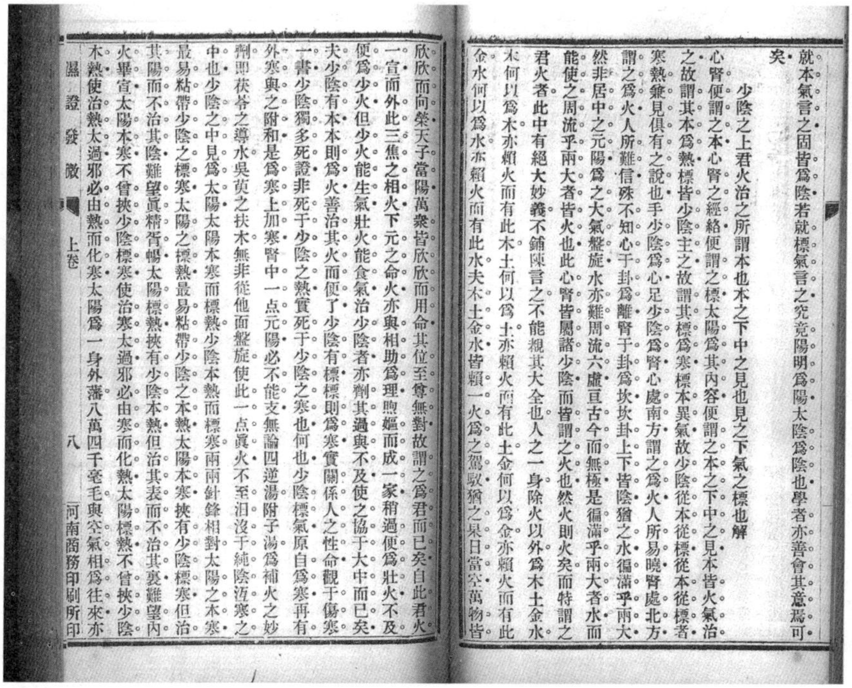

就本氣言之固皆爲陰若就標氣言之究竟陽明爲陽太陰爲陰也學者亦善會其意焉可矣

少陰之上君火治之所謂本也本之下中之見也見之下氣之標也解

心腎便謂之本心腎之經絡便謂之標太陽爲其內容便謂之本之下中之見本皆火氣治之故謂其本爲熱標皆少陰主之故謂其標爲寒標本異氣故少陰從本從標從本從標者寒熱兼見俱有之說也手少陰爲心足少陰爲腎心處南方謂之爲火人所易曉腎處北方謂之爲火人所難信殊不知心于卦爲離腎于卦爲坎坎卦上下皆陰猶之水徧滿乎兩大然非居中之元陽爲之大氣盤旋水亦難周流六虛亘古今而無極是徧滿乎兩大者水而能使之周流乎兩大者皆火也此心腎皆屬諸少陰而皆謂之火也然火則火矣而特謂之君火者此中有絕大妙義不鋪陳言之不能覼其大全也人之一身除火以外爲木土金水木何以爲木亦賴火而有此木土何以爲土亦賴火而有此土金何以爲金亦賴火而有此金水何以爲水亦賴火而有此水夫木土金水皆賴一火爲之駕馭猶之杲日當空萬物皆欣欣而向榮天子當陽萬衆皆欣欣而用命其位至尊無對故謂之爲君而已矣自此君火一宣而外此三焦之相火下元之命火亦與相助爲理煦嫗而成一家稍過便爲壯火不及便爲少火但少火能生氣壯火能食氣治少陰者亦劑其過與不及使之協于大中而已矣夫少陰有本本則爲火善治其火而便了少陰有標標則爲寒實關係人之性命觀于傷寒一書少陰獨多死證非死于少陰之熱實死于少陰之寒也何也少陰標氣原自爲寒再有外寒與之附和是爲寒上加寒腎中一点元陽必不能支無論四逆湯附子湯爲補火之妙劑即茯苓之導水吳萸之扶木無非從他面盤旋使此一点眞火不至汩沒于純陰沍寒之中也少陰之中見爲太陽太陽本寒而標熱少陰本熱而標寒兩兩針鋒相對太陽之本寒最易粘帶少陰之標寒太陽之標熱最易粘帶少陰之本熱太陽本寒挾有少陰標寒但治其陽而不治其陰難望眞精背暢太陽標熱挾有少陰本熱但治其表而不治其裏難望內火畢宣太陽本寒不曾挾少陰標寒使治寒太過邪必由寒而化熱太陽標熱不曾挾少陰本熱使治熱太過邪必由熱而化寒太陽爲一身外藩八萬四千毫毛與空氣相爲往來亦

濕證發微　上卷　八　河南商務印刷所印

《湿证发微》书影

與邪氣相爲晉接太陽傷寒太陽傷燥使寒燥之氣太重必引動足少陰之水氣與之附和太陽中風太陽中火使風火之氣太重必引動少陰之火氣與之盤旋水氣一動而泣涕俱出火氣一動而煩滿交加頭頭是道者亦處處皆通惟在細心人徐爲領略難以口舌傳亦難以筆墨傳也

厥陰之上風氣治之所謂本也本之下中之見也見之下氣之標也解心包與肝便謂之本心包與肝之經絡便謂之標少陽爲其內容便謂之本之下中之見本皆是氣治之故謂其本爲風標皆厥陰主之故謂其標爲陰標本異氣故不從標本從中見從中見者以中氣爲化也手厥陰爲心包絡心主生血足厥陰爲肝肝主藏血心處乎上以所生之血溫肌肉而充皮膚循經之血也肝處乎下以所藏之血灌諸陽而滲諸陰守經之血也使上焦之血不能養心下焦之血不能養肝馴至于髓海枯血海涸猶得成爲厥陰乎厥者盡也言陽氣之剝盡也剝牀于足剝牀于辨剝牀于膚幾如未食之碩果酉會消天戌會消地亥會消人酷似未開之鴻濛然雖曰陰之絕陽究竟陽藏于陰乾遇巽而巽雖斷地逢雷而雷將升邵子云冬至子之半天心未改移元酒味方淡黃鐘音正希斯言得之矣厥陰主風木中見爲少陽少陽火也以木而從乎火猶之以母而親乎子也故厥陰傷寒消渴氣上撞心心中痛熱飢不欲食等證亦祗病及其本經非必急急與少陽爲難者乃楚人亡猿禍延林木城門失火災及池魚厥陰之火一動少陽之火即隨之而炎發痙發厥發煩發渴表裏上下皆成燎原矣然理以反觀而始見證以互勘而愈明木爲枯燥之木固畏見少陽木爲濕潤之木又喜見少陽觀于厥陰寒邪口吐涎末脉細欲絕肢冷身涼得見往來寒熱胸脇苦滿等證反爲吉兆何也厥陰之木沉于九重淵底最難煦其寒冷之氣今得少陽之火與之附和雖曰以陽濟陰實陰出之陽也傷寒註曰厥陰病衰轉屬少陽爲欲愈其即此意也夫

按厥陰少陽雖分兩氣實出一源離厥陰而言少陽陽不兼乎陰便不得謂之少陽離少陽而言厥陰陰不兼乎陽便不得謂之厥陰兩經原牟尼一串厥陰之厥熱勝復即少陽之寒熱往來厥陰之氣上撞心心中痛熱即少陽之胸脇苦滿心煩喜嘔也治病者若認

不清畔界將此之盤針一差徑塗迥別其變有不可勝言者矣

太陰濕土說

客有問于余曰太陰氣至發爲䐜脹何也余曰太陰屬脾脾屬土土有主氣兼有諸臟輔氣與陽明胃爲夫婦之臟與少陰火爲子母之臟與厥陰肝太陰肺爲兄弟之臟陽奇陰耦相與眷屬一家以出入天地之造化吐納水穀之精氣居中央而運四旁何有堅大如盤撐脹異常之爲患乎奈六畫皆坤十月無陽本臟原屬濕區復又引時令之濕與水穀之濕相與聚會而逞雄向所爲眷屬一家者陽明不爲之化燥少陰不爲之益火肺不爲之開通肝不爲之疏洩遂致有入無出排臟腑郭胸脇而諸脹證紛來矣客曰太陰腹滿既聞其說矣太陰吐利腹痛亦有精義乎余曰脾胃同居中州腹幹乃其部也胃屬陽脾屬陰標本異氣盛衰無常其人陽盛于陰則邪歸陽明其吐利形狀譬如釜下火太旺釜中水決裂四出此自係熱證與脾土無干若陰盛于陽則邪歸太陰其吐利形狀譬如極敝爛之布囊東西一点承受不得不從上露即從下露潰散幾不可收拾非用理中四逆何以縫固其囊乎太陰腹痛其證最繁試舉其極難辨者言之濕者水也水盛必克火水深必滅木水來克火而痛謂之悸痛水來滅火而痛謂之懸痛悸痛者在膈間懸痛者在脇下二者皆惑人之病也悸痛怔忡驚駭甚則煩雜無奈醫者率視爲虛痛而用補益否則視爲火痛而用寒涼豈知心位正陽陽虛無以行水水多反來鬱火心被水圍因而怔忡驚悸煩雜無奈此正由水盛而非由火盛也懸痛者脇下聚飲作痛也脇處半表半裏爲陽去入陰之道路暑濕之邪留連上中兩焦久而莫愈以致關節之地往來滯濇牽行作痛斷不可視爲少陽傷寒而用柴胡惟以香附旋覆花湯逐其脇下之飲而病如失矣客曰濕之病狀竟如是之紛繁莫紀乎余曰子何見之淺也余前所言祗畧舉其大端猶未臚舉其全若舉其全而鑿鑿言之則更僕不能終矣客曰試言其略可乎余曰張長沙長于傷寒寒之正病知之凡由寒而出入者亦莫不知之劉河間精于治火火之經病曉之凡由火而變化者亦莫不曉之余欲極濕之出入變化爲此證大開生面雖不敢謂悉中微茫竊願舉夙昔之所經者爲子略陳焉今之言濕者莫不曰長夏也夫但舉長夏之濕爲濕正其不知濕者也濕于五行爲土土苴萬物金木

水火無所不包土總四時春夏秋冬無所不備夫厥陰從陰木司令也濕時未至濕或先來陽明太陽燥寒行氣也濕時已過濕或隱伏醫者執春溫夏暑秋凉冬寒之說以爲探驪得珠也而不知飛鴻已翔于寥廓弋者猶視于藪澤其鑿枘早自不合矣夫濕竄于頭必眩運濕麗于身必沉重濕流于足必腫痛濕者水也水有五水濕者飲也飲有五飲濕證變淋濕證變痛濕證變痿濕證變濁以及瘧痢疸痺吐衄崩帶疹痘楊梅極萬有不齊之數固皆不出濕之範圍矣客曰濕之變繁如此何從而辨之余曰亦不難辨也濕爲陰邪脉來必不浮亦不大或弦或細或緩現證面目黃舌胎白滑甚則灰頭痛或兼眩運身痛或兼沉重身熱自汗或稍惡寒胸痞不知飢口渴不欲飲心下悸腹時痛雖惡寒似傷寒但傷寒無汗此則有汗汗出似中風但中風脉浮緩此則沉緩口渴似溫證但溫證能飲此則不能飲既反覆以求其眞復對勘以辨其似邪亦何能遁其形乎

太陰傳入厥陰說

溫熱末傳往往痙厥神昏舌短乾嘔其爲厥陰見證明甚足太陰脾濕土純陰臟也與少陽火似風馬牛不相及然濕之傳化各隨其人之寒熱其人素偏于寒則濕從寒化嗜臥[illegible]肢厥若素偏于熱則濕從熱化而竄入三焦三焦爲火加入外來濕邪如火上加油火氣挾水氣而愈烈水勢借火勢而愈張兩兩和合兩兩沸騰上走手厥陰家如雲蒸霞蔚而神爲之昏下走足厥陰家如日炙火熬而肝爲之躁神昏則漸不識人肝躁則筋似不活比之溫熱末傳其情狀固不甚相懸也醫者不必待其已到厥陰而後調治當其邪在少陽濕熱交戰之時即審量濕熱之偏多偏少假令濕有七分熱祗三分則與以剛中之柔熱有七分濕祗三分則與以柔中之剛若濕熱兩停用藥亦剛柔兩平然此中有討巧法爲余夙昔所治驗者試合首尾而確鑿言之太陰發火原屬陰火雖曰陰火火勢至熏灼之時竟能口傷爛赤小水渾濁陰火酷似陽火然雖似陽火推其觴之始濫究竟從陰分而來夫既從陰分而來則濕爲其本熱乃其標也余以爲斬草要斬根擒賊要擒王無論濕熱兩停固宜用剛遠柔即熱有七分濕有三分當參用柔藥者亦可與以剛中之柔蓋濕能留熱熱不能留濕偏去其濕即所以偏去其熱也然非胸中有竹眼底無花雖濕熱當前亦不知濕熱爲何

物即略知爲何物而濕熱之多多寡寡亦茫然無所低昂用藥毗剛則添剛病毗柔則添柔病剛柔互換陰陽兩虧日復一日而病遂不支矣

風溫溫熱暑溫濕溫四者均有痙厥神昏舌短乾嘔等證吳氏概主以清宮等湯然風火陽邪陽和以陰諸藥自是不祧之品暑濕兩邪爲陰中有陽陽中有陰亦以此湯沃之揆之于理終不甚合余主以滲濕解結湯屢試屢驗故特別白言之再此證牙關緊急口難于言果察其人舌滑不渴即渴亦不多飲胸痞不食即食亦中停不下雖口傷爛赤小水渾濁熱邪極盛用清不如用下不妨加乾姜二丑使行瀉一兩次蓋濕熱蒸閉天君被困立刻有閉脫之虞大開幽門放水下行斯撥雲霧而見靑天矣

太陰傳入少陰說

太陰居外一層如雞子之白少陰居裏一層如雞子之黃太陰旺在戌亥與陽明對壘少陰旺在子丑與太陽對壘太陰司天爲濕氣下臨少陰司天爲熱氣下臨兩經畫疆而王夫亦何相干涉乎然楚人亡猿禍延林木太陰雖在外而腎之五液原爲太陰所輸將少陰雖在內而脾之眞精終歸少陰所執掌况太陰屬土若無腎水以濟之則土爲敦阜之土少陰屬水若無脾土以制之則水爲泛濫之水太陰屬土若無君火煖其土土終成爲卑監少陰屬火若無濕土濟其火火卒歸于浮游兩經原牟尼而一串蟬聯而一氣也然兩兩相因者實處處不同有太陰證未罷而傳入少陰者有太陰證既罷而傳入少陰者有太陰太盛而侵入少陰者有太陰太虛而陷入少陰者有太陰本寒而從少陰寒化者有太陰本熱而從少陰熱化者分之雖有萬派合之祗是一源矣夫手少陰爲離足少陰爲坎坤與離合從火化而爲熱坤與坎合從水化而爲寒少陰熱邪口燥咽乾舌唇生瘡心煩不眠少陰寒邪乾嘔奔豚心悸小便不利熱宜導赤瀉心黃連阿膠等湯寒宜鹿附眞武茯苓桂枝等湯矣

太陰傳入少陰從水化者多水爲客水宜放其水水爲眞水宜煖其水俾君火之權有主張生陽之氣有發宣戊癸合德陰陽互根手少陰停水謂之心水足少陰停水謂之腎水心水由于火虛不能行水腎水由于陽虛不能制水二者均宜溫藥和之但治上焦之水以逐水爲主治下焦之水以煖水爲主夫同此一水而一逐之一煖之何哉蓋心者火也

《湿证发微》书影

水來克火此正由水盛故散水即所以補火腎者水也而宰之者火也水來侮水此正由火衰故補火即所以制水然證有千端法有萬變上焦宜逐水倘水爲虛水何必不可補下焦宜煖水倘水爲賊水何必不可逐既神明于規矩之中復變通于規矩之外而治少陰之能事畢矣再水寒之氣由陽部而注于經必身熱脉沉由陰部而注于骨必身痛腰痛寒濕停在下焦少腹墜而尻脉痠熱濕停在下焦舌白腐而肛墜痛腎主兩便小便停濕而不利大便積水而滑下腎主五液陽虛不能攝唾陰寒時欲吐水他如少陰發淋少陰發疝少陰帶濁少陰溺血有擢髮難窮其變狀者矣再煦萬物者莫如火火而淵源于水火之眞精方暢澤萬物者莫如水水而淵源于火水之張力彌張一而神者兩而化天地亦何有缺理乎奈人自受生以來火在上而陷于下水在下而泛于上水火兩不安其位火在上而敗于上水在下而枯于下水火各不舉其職人莫不曰此陰陽不互宅也其說亦大近于理不涉門外漢之談矣然吾觀河圖神數一六居北二七居南南北中間爲五與十所居之位夫此五與十者何也即撑持宇宙之大地也一六水之發源者在此二七火之得氣者在此土與水火原有兩相和合之妙處其迸入云乎哉再太陰濕土尅少陰腎水此理明甚余于兩經相合處偏說得十分關切見醫道無窮業此道者不可故畦自封也其實少陰證得戊土之化無有不得生者須知

太陽係在太陰說

太陽寒水爲外面之水太陰濕土爲內容之水寒爲水之氣濕爲水之質也證太陽而脉太陰爲係在太陰脉太陽而證太陰亦爲係在太陰係在太陰者由太陽而傳太陰也但係之情狀變遷不同陽大而陰小以大加小謂之無情之係陽外而陰內以內引外謂之有情之係陽去入陰一入而不復出是以陰錮陽錮陽固謂之係陰出之陽一出而不復入是以陽格陰格陰亦謂之係他如病在上而係在下病在下而係在上其種種形狀有磬南山之竹而難紀其數者矣夫先傷于寒後傷于濕是由寒壅濕而黃目黃身亦黃宜茵陳五苓散先傷于濕後傷于寒是由濕生寒身痛腰痛髀亦痛宜白朮附子湯太陽傷寒並傷濕太陰傷濕並傷寒陰陽兩傷表裏兼病宜麻黃連翹赤小豆湯桂枝去芍藥加茯苓白朮湯太陽傷

寒汗之太過陽虛陰乘心下悸者桂枝甘草湯臍下悸者茯苓桂枝甘草大棗湯發汗則動經身爲振振搖者茯苓桂枝白朮甘草湯太陽傷寒下之太早裏虛邪陷嘔而發熱者半夏瀉心湯脇下有水氣腹中雷鳴下利者生姜瀉心湯從心下至少腹鞕滿而痛不可近者大陷胸湯推之濕爲寒濕附子理中湯濕爲時濕藿香正氣湯濕爲風濕桂枝附子湯濕爲暑濕清暑益氣湯濕爲虛濕升陽益胃湯濕爲穢濕蘇合香丸或走馬湯又何論霧露之濕川澤之濕水穀之濕之昭昭在人耳目間也哉夫太陽者巨陽也即鴻荒肇造渾渾淪淪之元氣也試立乎天之下地之上而東西南北望凡日月轉旋山川流亘與形形色色燦呈于當前者莫非巨陽之氣所充周而巨陽裏面所包裹者即太陰也譬諸樹然太陽爲樹之皮太陰爲樹心皮爛未有不傷及于心者然則太陽表氣一動三百九十七法莫非由此而變矣獨係在太陰乎哉

陽明陷入太陰太陰轉屬陽明說

陷入者先陷而後入也轉屬者先轉而後屬也陷入如高岸之爲谷轉屬如幽谷之遷喬陷非遽陷陽明尅伐太過斯正氣不支轉非遽轉太陰調養得宜斯邪機向外正氣不支而陽明之高淪于太陰之卑矣邪機向外而太陰之卑達于陽明之高矣然而混以視之不得也陽明位居申酉如男正位乎外太陰位居戌亥如女正位乎內爲敦阜爲卑監性質不同或主入或主出事權各異熯萬物者莫如火燥雖非火而燥必化火潤萬物者莫如水濕雖非水而濕每挾水二者之各有所偏儼然天缺乎西北地缺乎東南矣然而歧以視之不得也陽明爲胃胃獵物而輸于脾太陰爲脾脾散精而助乎胃艮土得坤土之潤萬物畢献菁華陰樞借陽樞之權五臟並增光燄剛柔合德夫妻同心而陽明之中有太陰合同而化矣太陰之中有陽明迭相爲經矣然而陽明有專長不驗之昭昭者不知也人身有四海胃又爲四海之海經曰五臟皆稟于胃胃者五臟之本也臟氣不能自致于手太陰必因于胃氣乃能至于手太陰故病甚者胃氣不能與之俱至于手太陰則眞臟之氣獨見獨見者死又曰凡陽有五五五二十五陽所謂陽者胃脘之陽也夫二十五陽實歸根于五陽而五陽又歸根于胃脘之一陽然則陽明也者其殆五臟六腑之橐籥也夫然而太陰有妙義不想入非

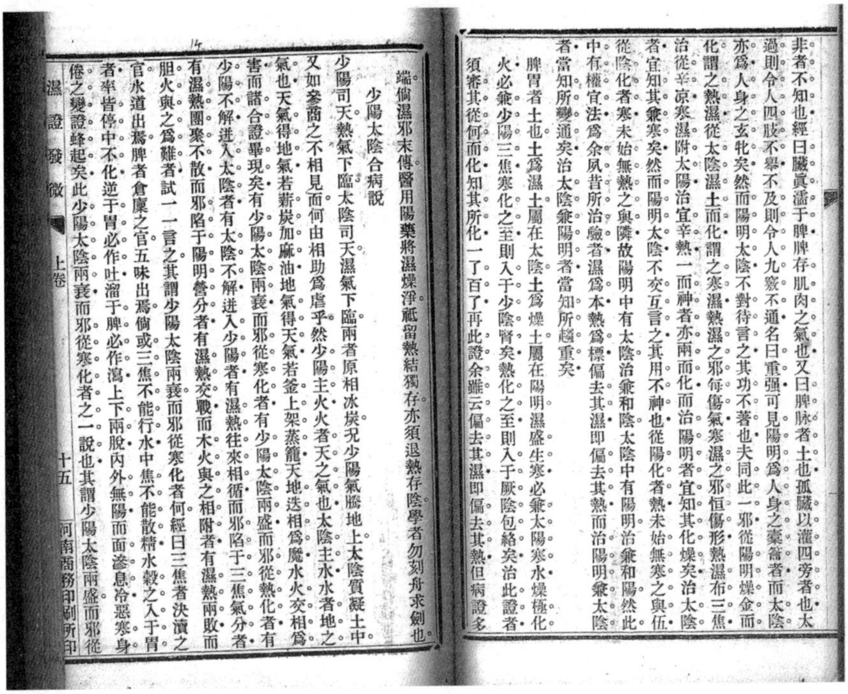
非者不知也經曰臟眞濡于脾脾存肌肉之氣也又曰脾脉者土也孤臟以灌四旁者也太過則令人四肢不舉不及則令人九竅不通名曰重強可見陽明爲人身之橐籥者而太陰亦爲人身之玄牝矣然而陽明太陰不對待言之其功不著也夫同此一邪從陽明燥金而化謂之熱濕從太陰濕土而化謂之寒濕熱濕之邪每傷氣寒濕之邪恒傷形熱濕布三焦治從辛凉寒濕附太陽治宜辛熱一而神者亦兩而化而治陽明者宜知其化燥矣治太陰者宜知其兼寒矣然而陽明太陰不交互言之其用不神也從陽化者熱未始無寒之與伍從陰化者寒未始無熱之與隣故陽明中有太陰治兼和陰太陰中有陽明治兼和陽然此中有權宜法爲余夙昔所治驗者濕爲本熱爲標偏去其濕即偏去其熱而治陽明兼太陰者當知所變通矣治太陰兼陽明者當知所趨重矣

脾胃者土也土爲濕土屬在太陰土爲燥土屬在陽明濕盛生寒必兼太陽寒水燥極化火必兼少陽三焦寒化之至則入于少陰腎矣熱化之至則入于厥陰包絡矣治此證者須審其從何而化知其所化一了百了再此證余雖云偏去其濕即偏去其熱但病證多端倘濕邪未傳醫用陽藥將濕燥淨祗留熱結獨存亦須退熱存陰學者勿刻舟求劍也

少陽太陰合病說

少陽司天熱氣下臨太陰司天濕氣下臨兩者原相冰炭况少陽氣騰地上太陰質凝土中又如參商之不相見而何由相助爲虐乎然少陽主火火者天之氣也太陰主水水者地之氣也天氣得地氣若薪炭加麻油地氣得天氣若釜上架蒸籠天地迭相爲魔水火交相爲害而諸合證畢現矣有少陽太陰兩衰而邪從寒化者有少陽太陰兩盛而邪從熱化者有少陽不解迸入太陰者有太陰不解迸入少陽者有濕熱往來相循而邪陷于三焦氣分者有濕熱團聚不散而邪陷于陽明營分者有濕熱交戰而木火與之相附者有濕熱兩敗而胆火與之爲難者試一一言之其謂少陽太陰兩衰而邪從寒化者何經曰三焦者決瀆之官水道出焉脾者倉廩之官五味出焉倘或三焦不能行水中焦不能散精水穀之入于胃者率皆停中不化逆于胃必作吐溜于脾必作瀉上下兩脫内外無陽而面滲息冷惡寒身倦之變證蜂起矣此少陽太陰兩衰而邪從寒化者之一說也其謂少陽太陰兩盛而邪從

濕證發微　上卷　十五　河南商務印刷所印

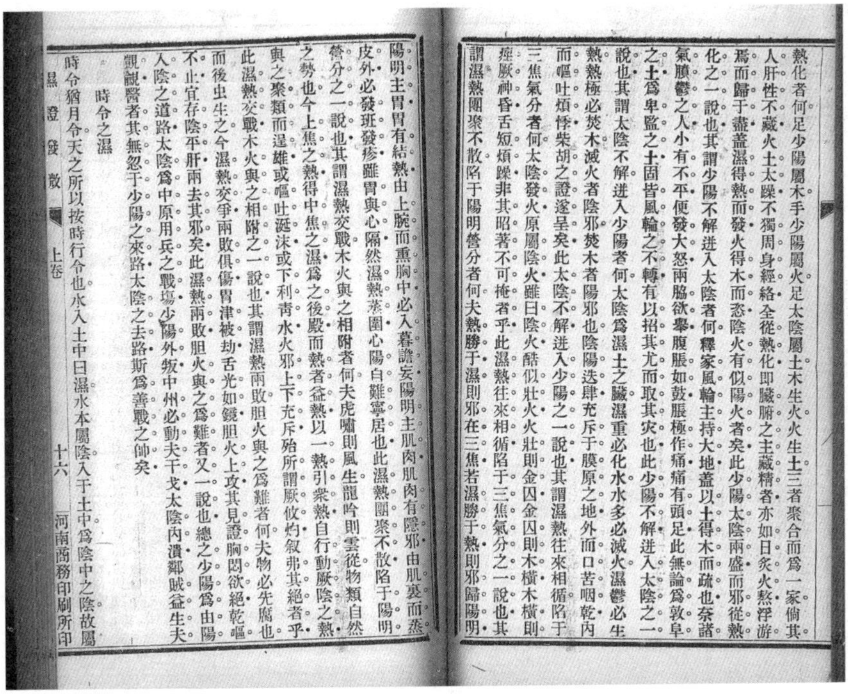
熱化者何足少陽屬木手少陽屬火足太陰屬土木生火火生土三者聚合而爲一家倘其人肝性不藏火土太躁不獨周身經絡全從熱化即臟腑之主藏精者亦如日炙火熬浮游焉而歸于盡蓋濕得熱而發火得木而炁陰火有似陽火者矣此少陽太陰兩盛而邪從熱化之一說也其謂少陽不解迸入太陰者何釋家風輪主持大地蓋以土得木而疏也奈諸氣膹鬱之人小有不平便發大怒兩脇欲舉腹脹如鼓脹極作痛痛有頭足此無論爲敦阜之土爲卑監之土固皆風輪之不轉有以招其尤而取其灾也此少陽不解迸入太陰之一說也其謂太陰不解迸入少陽者何太陰爲濕土之臟濕重必化水水多必滅火濕鬱必生熱熱極必焚木滅火者陰邪焚木者陽邪也陰陽迭肆充斥于膜原之地外而口苦咽乾内而嘔吐煩悸柴胡之證遂呈矣此太陰不解迸入少陽之一說也其謂濕熱往來相循陷于三焦氣分者何太陰發火原屬陰火雖曰陰火酷似壯火火壯則金囚金囚則木横木横則痙厥神昏舌短煩躁非其昭著不可掩者乎此濕熱往來相循陷于三焦氣分之一說也其謂濕熱團聚不散陷于陽明營分者何夫熱勝于濕則邪在三焦若濕勝于熱則邪歸陽明陽明主胃胃有結熱由上脘而熏胸中必入暮譫妄陽明主肌肉肌肉有隱邪由肌裏而烝皮外必發班發疹雖胃與心隔然濕熱蒸團心陽自難寧居也此濕熱團聚不散陷于陽明營分之一說也其謂濕熱交戰木火與之相附者何夫虎嘯則風生龍吟則雲從物類自然之勢也今上焦之熱得中焦之濕爲之後殿而熱者益熱以一熱引衆熱自行動厥陰之熱與之聚類而逞雄或嘔吐涎沫或下利青水火邪上下充斥殆所謂厥攸灼敘弗其絕者乎此濕熱交戰木火與之相附之一說也其謂濕熱兩敗胆火與之爲難者何夫物必先腐也而後虫生之今濕熱交爭兩敗俱傷胃津被刦舌光如鏡胆火上攻其見證胸悶欲絕乾嘔不止宜存陰平肝兩去其邪矣此濕熱兩敗胆火與之爲難者又一說也總之少陽爲由陽入陰之道路太陰爲中原用兵之戰塲少陽外叛中州必動干戈太陰内潰鄰賊益生夫覬覦者其無忽于少陽之來路太陰之去路斯爲善戰之帥矣

時令之濕

時令猶月令天之所以按時行令也水入土中曰濕水本屬陰入于土中爲陰中之陰故屬

濕證發微　上卷　十六　河南商務印刷所印

《湿证发微》书影

太陰濕之本質爲土濕之內容爲水濕從水化謂之正化濕從火化乃對化也夫從水而化理猶易曉從火而化此中有絕妙巧思不想入非非難知也人莫不謂木能尅土土中不可有木余則以爲土得木而尅亦得木而疏土中萬不可無木觀諸蒼蒼者之造物可知矣夫霜降以後大寒以前太陰行令此時天寒地凍氣象愁慘萬物生意盡退藏于九重淵底迨由太陰而厥陰一陽萌動矣由厥陰而少陽三陽開泰矣到得午未兩會濕得熱搏熱合濕蒸草木揚芳山水如畫宇宙間成一極繁華之場然利與害相因禍與福同門雲行雨施與人無涉也而人不支矣煙籠霧鎖與人無干也而人被困矣所以然者濕非能傷人緣人臟腑先自成濕藪以內濕引外濕濕遂輻輳而來矣

水穀之濕

水穀之濕合貧賤富貴而無境不有合男女老幼而無人不有亦如時令之濕徧滿于宇宙間也經曰飲入于胃胃游溢其精氣輸之于脾脾氣散精上歸于肺肺爲之通調水道下輸膀胱是水穀在外祇爲草木之菁華用入于胃即爲臟腑之菁華也觀于兩神相搏合而成形謂之曰精穀入氣滿淖澤注于骨謂之曰液中焦受氣取汁變化而赤謂之曰血腠理發洩汗出溱溱謂之曰津諸物命名雖不同而其爲水穀之化則無不同也奈肝氣閉鬱者不克傳化夫水穀脾陽不振者不克磨化夫水穀命火不宣者不克蒸化夫水穀由是水穀之爲水穀不能上焦開發熏膚充身澤毛如霧露之溉惟趁與腸中之汁胃底之脂與夫表裏上下之飲相與和合而爲一家而從陽化者謂之陽明證矣從陰化者謂之太陰證矣

霧露之濕

霧露皆地氣之上騰者也重者爲雲輕者爲霧大者爲雨小者爲露觀霧露之濕而雲雨之濕可類推矣地氣由下而升天氣自上而降兩氣相搏則爲霧露霧爲臭霧多兼穢濁宜以芳香化其濁露爲冷露多兼水寒宜以辛溫勝其寒此等邪氣四時皆有夏秋居多以夏秋正行濕令時也人有冥行于昏霧四塞之中者有酣睡于露冷風淒之地者其在元氣不虧之人率皆完全無害照常無恙元氣稍虛或煩勞傷中或飢疲不支霧露之濕每從空空洞洞中入于不及知表陽虛者由毛竅而入裏陽虛者由口鼻而入由毛竅而入皮毛肌肉經

絡關節爲受濕之區由口鼻而入五臟六腑爲受濕之區表傷必麻木痛重寒熱肢運裏傷必胸痞肚脹上吐下泄或曰霧露之濕爲清濕多傷在上焦法宜汗解而亦不必拘也六氣傷人類皆隨人之虛實而化病人之虛實無定邪之傷人亦無定若以上焦宜汗之說印定後人耳目在心境稍活者或知所變通心境稍滯者能不刻舟以求劍乎是以君子惡夫書也

川澤之濕

流者爲川瀦者爲澤皆濕之附麗在地者也彼夫江海潮汐田園灌溉非澤川而類于川澤者皆可以作一例觀其傷人也或其水藏毒誤用其水而傷者或其地太寒久居其地而傷者或蠻煙嵐瘴誤觸其氣而傷者或有汗出浴水而傷者或有中途涉險而傷者舊說以川澤之濕爲濁濕多傷在下焦未免太拘然近水者土必薄其多濕疥濕癬麻風等證固不消說近水者水必多其多胸痞腹滿吐瀉痛脹等證理尤暸甚醫者察其色按其脉審其人果傷在皮毛以蒼柏破頑散主之傷在經絡關節以滲濕和表湯主之傷在臟腑以滲濕解結湯及大小五兜湯主之若執濁濕之說但以分利爲主其毋乃膠柱鼓瑟也乎

穢濁之濕

臭味之太別者穢也埶溢之太甚者濁也穢如鮑魚之肆然濁如黃河流然極而言之凡空氣所不到日光所不臨者皆可以穢濁名之也其時地不一般其形質不一等其中傷人亦不一類有深入不毛觸殘山剩水之氣而傷者有誤入隱僻觸荒邱古廟之氣而傷者有連歲干戈多年荒旱枯骨遍野道殣相望觸麋爛之氣而傷者有瘟癘太興之年各鄉各村沿門合戶老幼傳染其氣而傷者他如惡露之溪溷沌之廁糞棄之堆與夫人之狐臭歪瘡敗血等皆冥冥中之藏有殺氣者也但人之臟腑中本無穢濁者雖遭外之穢濁受傷猶淺臟腑中本有穢濁者再加外之穢濁被害實深所以然者兩陰相合譬如以塗附塗一線之正氣必不能支矣夫人體之健全賴乎胃氣以胃氣之强者與穢濁之輕者遇猶之乎鏡面洒塵豈不少垢一拂拭而遂明以胃氣之弱者與穢濁之重者遇其一病不起者無論也即或胃氣猶克支持表面不作寒熱裏面不衰飲食而疫癘之邪早從口鼻而伏于膜原遇秋歷

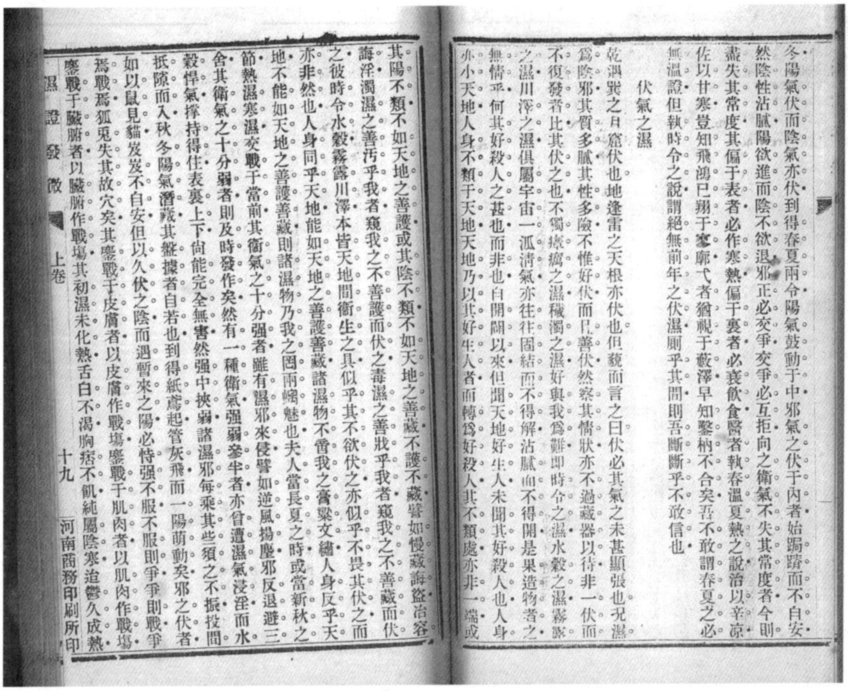

冬陽氣伏而陰氣亦伏到得春夏兩令陽氣鼓動于中邪氣之伏于內者始跼蹐而不自安然陰性沾膩陽欲進而陰不欲退邪正必交爭交爭必互拒向之衞氣不失其常度者今則盡失其常度其偏于表者必作寒熱偏于裏者必衰飲食醫者執春溫夏熱之說治以辛凉佐以甘寒豈知飛鴻已翔于寥廓弋者猶覗于藪澤早知鑿枘不合矣吾不敢謂春夏之必無濕證但執時令之說謂絕無前年之伏濕厠乎其間則吾斷斷乎不敢信也

伏氣之濕

乾濕巽之日竄伏也地逢雷之天根亦伏也但藐而言之曰伏必其氣之未甚顯張也况濕爲陰邪其質多膩其性多險不惟好伏而已善伏然察其情狀亦不過藏器以待非一伏而不復發者比其伏之也不獨瘴癘之濕穢濁之濕好與我爲難即時令之濕水穀之濕霧露之濕川澤之濕俱屬宇宙一派清氣亦往往固結而不得解沾膩而不得開是果造物者之無情乎何其好殺人之甚也而非也自開闢以來但聞天地好生人未聞其好殺人也人身亦小天地人身不類于天地天地乃以其好生人者而轉爲好殺人其不類處亦非一端或其陽不類不如天地之善護或其陰不類不如天地之善藏不護不藏譬如慢藏誨盜冶容誨淫濁濕之善汚乎我者竊我之不善護而伏之毒濕之善戕乎我者竊我之不善藏而伏之彼時令水穀霧露川澤本皆天地間衞生之具似乎其不欲伏之亦似乎不畏其伏之而亦非然也人身同乎天地能如天地之善護善藏諸濕物不啻我之膏粱文繡人身反乎天地不能如天地之善護善藏則諸濕物乃我之罔兩螭魅也夫人當長夏之時或當新秋之節熱濕寒濕交戰于當前其衞氣之十分强者雖有濕邪來侵譬如逆風揚塵邪反退避三舍其衞氣之十分弱者則及時發作矣然有一種衞氣强弱參半者亦曾遭濕氣浸淫而水穀悍氣撑持得住表裏上下尚能完全無害然强中挾弱諸濕邪每乘其些須之不振投間抵隙而入秋冬陽氣潛藏其盤據者自若也到得紙鳶起管灰飛而一陽萌動矣邪之伏者如以鼠見貓岌岌不自安但以久伏之陰而遇暫來之陽必恃强不服不服則爭爭則戰爭爲戰焉狐兎失其故穴矣其鏖戰于皮膚者以皮膚作戰塲鏖戰于肌肉者以肌肉作戰塲鏖戰于臟腑者以臟腑作戰塲其初濕未化熱舌白不渴胸痞不飢純屬陰寒迨鬱久成熱

濕證發微 上卷 十九 河南商務印刷所印

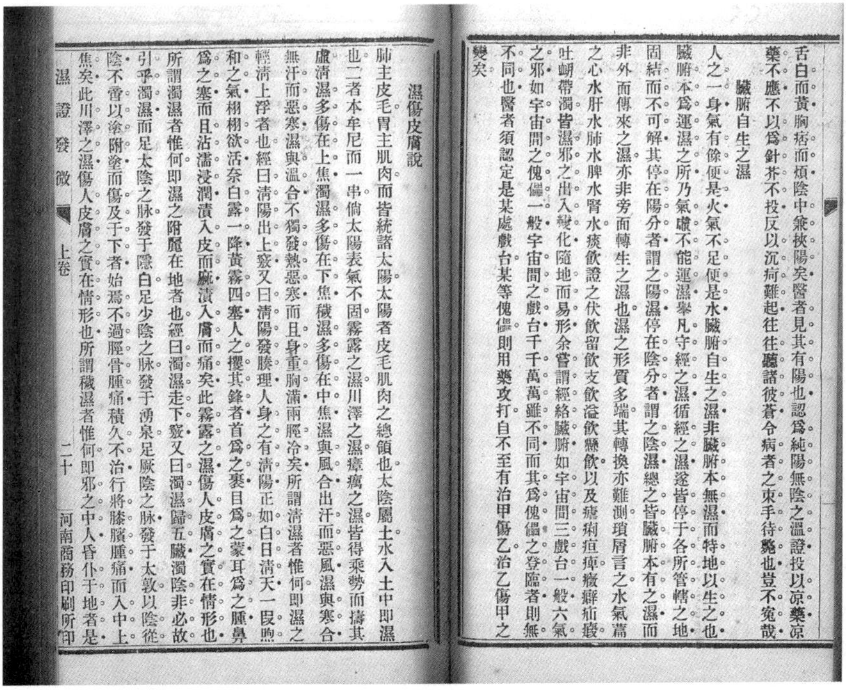

舌白而黃胸痞而煩陰中兼挾陽矣醫者見其有陽也認爲純陽無陰之溫證投以凉藥凉藥不應不以爲針芥不投反以沉痾難起往往諉諸彼蒼令病者之束手待斃也豈不寃哉

臟腑自生之濕

人之一身氣有餘便是火氣不足便是水臟腑自生之濕非臟腑本無濕而特地以生之也臟腑本爲運濕之所乃氣虛不能運濕舉凡守經之濕循經之濕遂皆停于各所管轄之地固結而不可解其停在陽分者謂之陽濕停在陰分者謂之陰濕總之皆臟腑本有之濕而非外而傳來之濕亦非旁而轉生之濕也濕之形質多端其轉換亦難測瑣屑言之水氣蓄之心水肝水肺水脾水腎水痰飲證之伏飲留飲支飲溢飲懸飲以及瘧痢疸痺癥癖疝瘕吐衄帶濁皆濕邪之出入變化隨地而易形余嘗謂經絡臟腑如宇宙間三戲台一般六氣之邪如宇宙間之傀儡一般宇宙間之戲台千千萬萬雖不同而其爲傀儡之登臨者則無不同也醫者須認定是某處戲台某等傀儡則用藥攻打自不至有治甲傷乙治乙傷甲之變矣

濕傷皮膚說

肺主皮毛胃主肌肉而皆統諸太陽太陽者皮毛肌肉之總領也太陰屬土水入土中即濕也二者本牟尼而一串倘太陽表氣不固霧露之濕川澤之濕瘴癘之濕皆得乘勢而擣其虛清濕多傷在上焦濁濕多傷在下焦穢濕多傷在中焦濕與風合出汗而惡風濕與寒合無汗而惡寒濕與溫合不獨發熱惡寒而且身重胸滿兩腿冷矣所謂清濕者惟何即濕之輕清上浮者也經曰清陽出上竅又曰清陽發腠理人身之有清陽正如白日清天一段煦和之氣栩栩欲活奈白露一降黃霧四塞人之攖其鋒者首爲之褁目爲之蒙耳爲之聵鼻爲之塞而且沾濡浸潤漬入皮而痲漬入膚而痛矣此霧露之濕傷人皮膚之實在情形也所謂濁濕者惟何即濕之附麗在地者也經曰濁濕走下竅又曰濁濕歸五臟濁陰非必故引乎濁濕而足太陰之脉發于隱白足少陰之脉發于湧泉足厥陰之脉發于太敦以陰從陰不啻以涂附塗而傷及于下者始焉不過腿骨腫痛積久不治行將膝臏腫痛而入中上焦矣此川澤之濕傷人皮膚之實在情形也所謂穢濕者惟何即邪之中人昏仆于地者是

濕證發微 上卷 二十 河南商務印刷所印

《湿证发微》书影

也此等疫邪或在深山或在古廟臭惡之氣由膜原而直走中道猝然神昏呼之不應濕或兼寒皮涼而肢攣濕或兼火身熱而腹脹經曰諸寒收引皆屬于腎諸濕腫滿皆屬于脾非其昭著不可掩者乎此瘴癘之濕中人皮膚之實在情形也太陰濕土與厥陰風木同病謂之風濕夫震坤合德木土不害令之和者也奈濕氣下臨兼有風邪相助爲虐風勝于濕皮膚牽引作痛甚則掣痛不可屈伸近之則痛劇濕勝于風皮膚腫硬作痛甚則濕流汚水燥起白痂所以然者濕善浸淫風善游走右左相移上下相逐如脉痺形狀故風欲行而濕爲之留濕欲停而風爲之引往往有終年累月而莫能解者矣此濕與風合傷人皮膚之實在情形也太陰濕土與太陽寒水合病謂之寒濕夫濕從寒化化之正者也然太陽證頭痛身痛腰亦痛而脉偏緩手足反温是謂係在太陰係在太陰者由太陽而傳太陰也夫由寒壅濕偏表者有少腹滿之小青龍湯身黃之加減麻黃連翹赤小豆湯傳裏者有足蹄腫之鹿附湯脊髀痛之加減白朮附子湯蓋寒濕一氣故皆從一治也此濕與寒合傷人皮膚之實在情形也太陰濕土與少陽相火合病謂之溫濕溫濕者溫病兼濕謂既有目赤耳聾之少陽證又有身重胸滿之太陰證夫濕熱兩分病猶輕而緩濕熱兩合病則重而速觀于濕熱作痛濕熱作脹濕作黃等證未嘗不嘆太陰發火雖是虛火而濕得熱助有甚于陽火之薰灼者矣此濕與溫合傷人皮膚之一說也總之濕傷三焦氣分必作麻木痛重甚則疸痺濕傷三焦血分必發癍疹痧痘甚則楊梅榮衛兩傷必寒戰熱熾骨骱煩痛甚則舌唇腫大而目痿黃醫者察脉定證照證揀方其勿使濕氣浸淫皮膚作戰場之地則得矣

濕停經絡說

手太陰肺起中焦絡大腸行胃口營膈內入寸口上魚際終大指接次指手陽明大腸起次指出合骨行臑外入缺盆貫兩頰當下齒挾人中終鼻孔足陽明胃起鼻頞入上齒環唇口交承漿循喉嚨入腹裏下膝臏終足大指足太陰脾起足大指循脛膝入腹中上膈挾咽連舌散舌下注心宮手少陰心起心經絡小腸挾咽循臑下肘循臂抵銳骨終小指手太陽小腸起小指上臂骨出肘內入缺盆上頸頰入耳中抵鼻終目內眥足太陽膀胱起目內眥上額交巔入耳角絡腦間下項循肩抵腰終足小指足少陰腎起足小指出內踝循後踝上股

貫脊挾舌循喉嚨注胸中手足厥陰心包起胸中出脇下腋循臑入肘下臂行掌心終小指次指間手少陽三焦起小指次指間循腕出臂貫肘入缺盆布膻中入耳終目銳眥足少陽胆起外角上頭角下耳後循頸至肩下腋循胸循脇入足大指足厥陰肝起足大指上內踝入膕中繞陰器循喉嚨注于肺按大者爲經小者爲絡人身之有經絡猶天地間之有水道也治水者不曉其水道不能治其水治病者不明其經絡亦難治其病也濕爲陰邪最善迷漫亦最善奔竄如頭痛身痛項背几几濕停太陽也而陽虛邪陷臍悸奔豚則由太陽而入少陰矣目黃身黃眼底臥蠶濕停陽明也而陽陷陰凝腹滿臍腫則由陽明而入太陰矣缺盆紐痛脇下痞鞕濕停少陽也而宗筋不振睪丸腫痛則由少陽而入厥陰矣陰陽傳變無定斯兼風兼火兼燥兼寒自難以逆料醫者先審察濕之居何部位再審察濕之從何而化用藥驅除自有準的矣

濕流關節說

關爲機關譬則車輪之軸也節爲骨節譬則車輪之輹也濕流焉者霧露之濕爲清濕其流也自上川澤之濕爲濁濕其流也自下臟腑濕停而滑則以流爲流臟腑氣虛而滯則以不流爲流由關節而流筋骨必痛煩由關節而流榮衛必寒熱由關節而流于頭必眩運由關節而流于足必瘀腫關節墜于上頭傾視深背折肩隨關節墜于下尻以代踵脊以代頭關節墜于中曲伸不便轉搖不靈昔黃帝問于岐伯曰人有八虛各何以候岐伯曰以候五臟黃帝曰候之奈何岐伯曰肺心有邪其氣流于兩肘肝有邪其氣流于兩腋脾有邪其氣流于兩髀腎有邪其氣流于兩膕凡此八虛者皆機關之室眞氣之所過血絡之所營邪氣惡血固不得住留住留則傷經絡骨節不得屈伸必病攣也迄今由經之言思之人身之有關節猶之乎網之有綱裘之有領胸脇腹幹全賴其撑持倘濕邪浸潤如澤之滅乎木焉性命攸關矣獨筋骨不用病攣也哉而經顧爲是言者亦以一霧露之侵一飲食之過脾陽偶爲不振諸濕邪遂投間抵隙而來吾觀濕流太陽關節發熱惡寒項背几几則羌活勝濕湯之證也濕流少陽關節無寒但潮熱脇下時痛香附旋覆花湯之證也濕流太陽太陰關節脉沉而細關節痛疼而煩小便不利大便反快則五苓散之證也濕流太陽陽明關節骨節煩

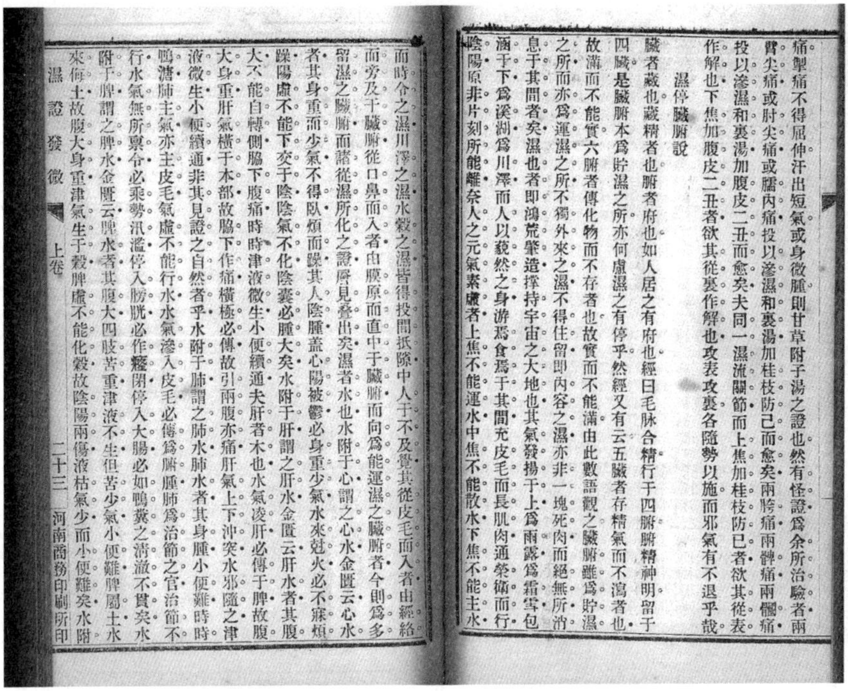

痛掣痛不得屈伸汗出短氣或身微腫則甘草附子湯之證也然有怪證爲余所治驗者兩臂尖痛或肘尖痛或臑內痛投以滲濕和裏湯加桂枝防己而愈矣兩胯痛兩髀痛兩膕痛投以滲濕和裏湯加腹皮二丑而愈矣夫同一濕流關節而上焦加桂枝防已者欲其從表作解也下焦加腹皮二丑者欲其從裏作解也攻表攻裏各隨勢以施而邪氣有不退乎哉

濕停臟腑說

臟者藏也藏精者也腑者府也如人居之有府也經曰毛脉合精行于四腑腑精神明留于四臟是臟腑本爲貯濕之所亦何慮濕之有停乎然經又有云五臟者存精氣而不瀉者也故滿而不能實六腑者傳化物而不存者也故實而不能滿由此數語觀之臟腑雖爲貯濕之所而亦爲運濕之所不獨外來之濕不得住留即內容之濕亦非一塊死肉而絕無所消息于其間者矣濕也者即鴻荒肇造撐持宇宙之大地也其氣發揚于上爲雨露爲霜雪包涵于下爲溪湖爲川澤而人以藐然之身游焉食焉于其間充皮毛而長肌肉通榮衛而行陰陽原非片刻所能離奈人之元氣素虧者上焦不能運水中焦不能散水下焦不能主水而時令之濕川澤之濕水穀之濕皆得投間抵隙中人于不及覺其從皮毛而入者由經絡而旁及于臟腑從口鼻而入者由膜原而直中于臟腑而向爲能運濕之臟腑者今則爲多留濕之臟腑而諸從濕所化之證層見疊出矣濕者水也水附于心謂之心水金匱云心水者其身重而少氣不得臥煩而躁其人陰腫蓋心陽被鬱必身重少氣水來尅火必不寐煩躁陽虛不能下交于陰陰氣不化陰囊必腫大矣水附于肝謂之肝水金匱云肝水者其腹大不能自轉側脇下腹痛時時津液微生小便續通夫肝者木也水氣凌肝必傳于脾故腹大身重肝氣橫于本部故脇下作痛橫極必傳故引兩腹亦痛肝氣上下沖突水邪隨之津液微生小便續通非其見證之自然者乎水附于肺謂之肺水肺水者其身腫小便難時時鴨溏肺主氣亦主皮毛氣虛不能行水水氣滲入皮毛必傳爲腑腫肺爲治節之官治節不行水氣無所禀令必乘勢汎濫停入膀胱必作癃閉停入大腸必如鴨糞之清澈不貫矣水附于脾謂之脾水金匱云脾水者其腹大四肢苦重津液不生但苦少氣小便難脾屬土水來侮土故腹大身重津氣生于穀脾虛不能化穀故陰陽兩傷液枯氣少而小便難矣水附

濕證發微 上卷 二十三 河南商務印刷所印

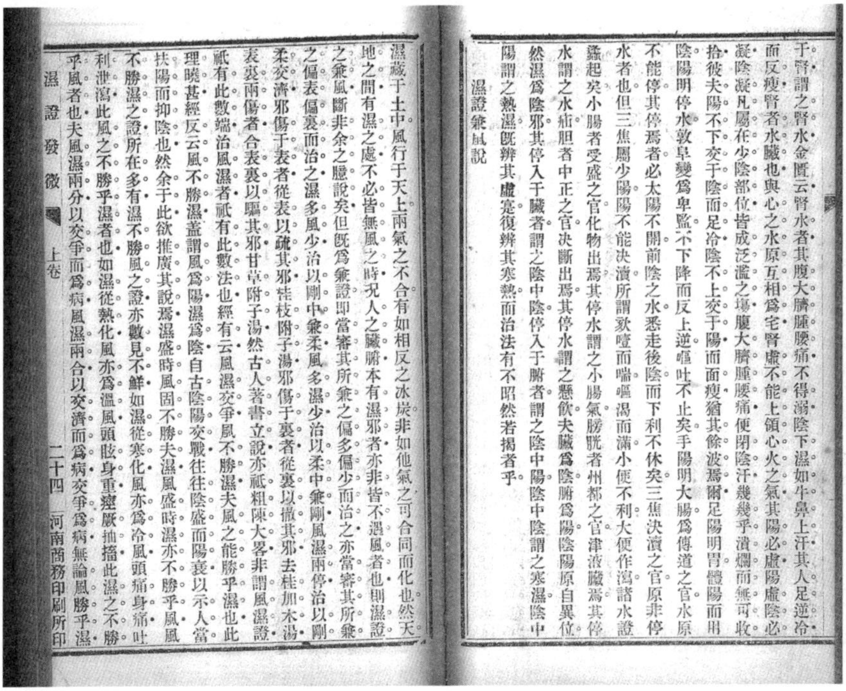

于腎謂之腎水金匱云腎水者其腹大臍腫腰痛不得溺陰下濕如牛鼻上汗其人足逆冷而反瘦腎者水臟也與心之水原互相爲宅腎虛不能上領心火之氣其陽必虛陽虛陰必凝陰凝凡屬在少陰部位皆成泛濫之場腹大臍腫腰痛便閉陰汗幾幾乎潰爛而無可收拾彼夫陽不下交于陰而足冷陰不上交于陽而面瘦猶其餘波焉爾足陽明胃體陽而用陰陽明停水敦阜變爲卑監不下降而反上逆嘔吐不止矣手陽明大腸爲傳道之官水原不能停其停焉者必太陽不開前陰之水悉走後陰而下利不休矣三焦決瀆之官原非停水者也但三焦屬少陽陽不能決瀆所謂欬噎而喘嘔渴而滿小便不利大便作瀉諸水證蠭起矣小腸者受盛之官化物出焉其停水謂之小腸氣膀胱者州都之官津液藏焉其停水謂之水疝胆者中正之官決斷出焉其停水謂之懸飲夫臟爲陰腑爲陽陰陽原自異位然濕爲陰邪其停入于臟者謂之陰中陰停入于腑者謂之陰中陽陰中陰謂之寒濕陰中陽謂之熱濕既辨其虛寔復辨其寒熱而治法有不昭然若揭者乎

濕證兼風說

濕藏于土中風行于天上兩氣之不合有如相反之冰炭非如他氣之可合同而化也然天地之間有濕之處不必皆無風之時况人之臟腑本有濕邪者亦非皆不遇風者也則濕證之兼風斷非余之臆說矣但既爲兼證即當審其所兼之偏多偏少而治之亦當審其所兼之偏表偏裏而治之濕多風少治以剛中兼柔風多濕少治以柔中兼剛風濕兩停治以剛柔交濟邪傷于表者從表以疏其邪桂枝附子湯邪傷于裏者從裏以撤其邪去桂加朮湯表裏兩傷者合表裏以驅其邪甘草附子湯然古人著書立說亦祇粗陳大畧非謂風濕證祇有此數端治風濕者祇有此數法也經有云風濕交爭風不勝濕夫風之能勝乎濕也此理曉甚經反云風不勝濕蓋謂風爲陽濕爲陰自古陰陽交戰往往陰盛而陽衰以示人當扶陽而抑陰也然余于此欲推廣其說焉濕盛時風固不勝夫濕風盛時濕亦不勝乎風風不勝濕之證所在多有濕不勝風之證亦數見不鮮如濕從寒化風亦爲冷風頭痛身痛吐利泄瀉此風之不勝乎濕者也如濕從熱化風亦爲溫風頭眩身重瘈厥抽搐此濕之不勝乎風者也夫風濕兩分以交爭而爲病風濕兩合以交濟而爲病交爭爲病無論風勝乎濕

濕證發微 上卷 二十四 河南商務印刷所印

《湿证发微》书影

濕勝乎風皆足以制命交濟爲病無論風助乎濕濕助乎風皆足以戕生所以然者風邪善行而數變濕邪善入而迷漫風每中人于不及防濕每中人于不及覺剛柔柔惡雖不同而其致人于死則一而已矣

濕證兼寒說

濕爲太陰濕土寒爲太陽寒水一表一裏原分門而別類濕爲寒之質寒爲濕之氣有形無形寔異派而同宗濕證兼寒謂既有太陰濕土之濕證又有太陽寒水之寒證也但濕寒既蟬聯而一氣其病證亦牟尼而一串太陰裏氣太重由濕而生寒者固多太陽表氣太重由寒而乘濕者亦復不少由濕生寒譬如長江大海自是寒涼難耐由寒乘濕譬如天寒地凍必有濕質內容故單言濕而寒在其中單言寒而濕在其中二者如表立而影隨也抑吾思濕者土也土苴萬物亦貫四時其證或內或外莫可端倪如頭眩身重惡寒不欲去被太陽之寒濕也膈滿胸痞能食細不能食粗陽明之寒濕也胸中痞鞕脇下刺痛少陽之寒濕也腹滿而吐食不下時腹自痛太陰之寒濕也腹大臍腫腰痛陰下濕如牛鼻上汗少陰之寒濕也舌卷囊縮少腹引陰痛厥陰之寒濕也隨境變遷俯拾即是如曰濕證惟病太陰寒證惟病太陽是刻舟求劍之所爲非能神明于規矩之外者也濕令旺在長夏寒令旺在盛冬按時定證自是正法然春月傷濕夏月傷寒往往較之正令而傷人尤多者蓋當其時而有其氣是傷于天地之常氣常則數見不鮮非其時而有其氣乃傷于天地之異氣異則少見多怪夫以不經見之證在心境稍活者或能知所變通心境稍滯者是直夏虫不可語于冰井蛙不可語于海其僨事也必矣余非敢好奇立異南山有鳥而故北山張羅但欲爲讀書死于句下者開一活法不得不遠比近譬痛發源流雖不必悉中肯綮而未始非引人入勝之助矣

濕證兼燥說

濕者沾濡之義也燥者乾枯之義也既病沾濡似不能復病乾枯既病乾枯似不能復病沾濡然濕盛于夏之末燥起于秋之初夏末爲陽之始衰秋初爲陰之方來移宮換商淆亂百端少陽相火少陰君火太陰濕土陽明燥金太陽寒水五氣雜至如遊山陰道上五光十色

燦呈當前醫者幾無處着手然亦無所難也少陽相火少陰君火總之皆陽也陽明燥金太陽寒水總之皆陰也太陰濕土中處于二者之間祇視其所從化者惟何濕從陽化便爲熱濕濕從陰化便爲寒濕如堪輿家之尋龍能識得龍之起祖處開帳過峽皆了然矣然五氣之中惟燥爲難認方中行謂燥無專氣猶之土寄王于四時其說固非喻嘉言作清燥救肺湯指燥爲火吳鞠通著溫病條辨始以燥爲火繼以燥爲寒其說模稜兩可余以爲燥之病證雖難認燥之景象則可觀夫大火一流羣芳皆淡涼飈陡起萬景皆消潦水盡而寒潭清煙光凝而暮山紫天地之燥氣如此人之中乎燥氣者不從可知乎然則濕之兼燥亦濕從寒化之類也但與太陽傷寒微分輕重用藥勿如傷寒之峻而即得矣而何疑于衆說之紛紛乎

濕證兼暑說

濕證兼暑名曰暑濕暑濕者即世所謂暑溫也與風溫溫熱兩證微有分別風溫爲厥陰肝木用事溫熱爲少陰君火用事皆純陽無陰藥宜用柔遠剛暑溫則太陰濕土少陽相火二者和合爲病陰中挾陽也夫夏至以後遇三庚日謂之三伏人皆知三伏之日爲陰氣伏而不知三伏之日爲陽氣伸人即知三伏之日爲陽氣伸而不知三伏之日爲陰氣宣夫陽上陰下此理昭然而顧謂陰氣宣者兌現而巽伏之義也蓋太陰濕土其氣雖藏地下到得三陽開泰地中陰氣隨陽氣而盡宣于地上上陰宣于上上面有陰陰伏于下下面有陰上下皆陰中間藏陽故曰兌現而巽伏也然雖曰有陰亦爲陽中之陰陰之無陽不發猶之水無火不宣也水得火而愈宣火亦得水而愈橫夫是以土潤溽暑大雨時行而暑濕成矣人攖其氣頭痛身痛發熱惡寒謂之陰暑身熱口渴汗出而喘謂之陽暑過時而病謂之伏暑積久不愈謂之暑瘵火盛生風謂之暑癎然亦略舉其大概而已若夫傳表傳裏傷榮傷衛與夫挾虛挾寒挾痰挾濕則在臨證者之隨時變遷而非余之所能逆料矣

濕證兼溫說

太陰濕土位居中州譬如河圖之數五十居中木火金水列在兩旁從右而旋爲金爲水而屬陰從左而旋爲木爲火而屬陽余以爲河圖如此天之濕亦類然夏秋濕盛之時每隨其

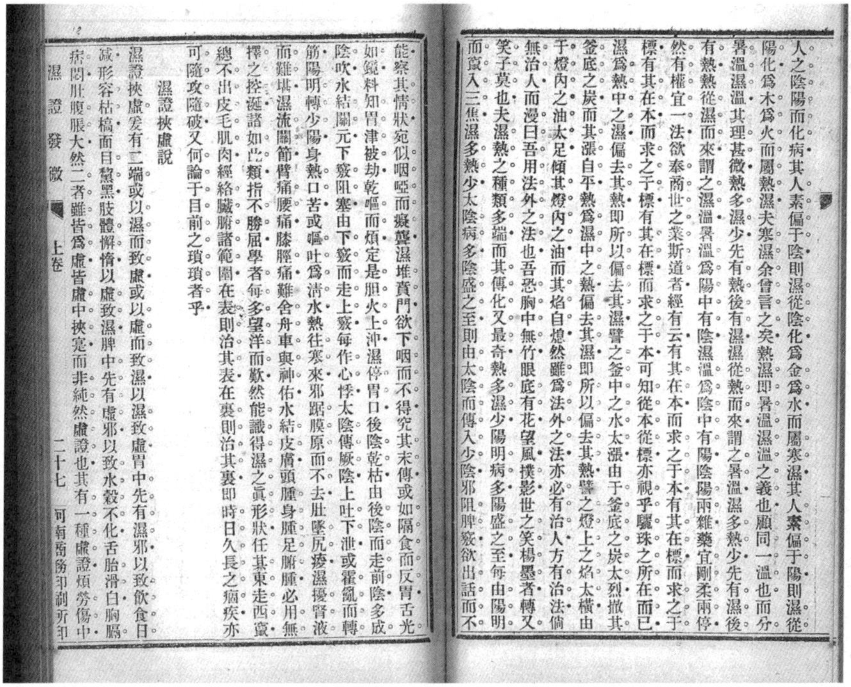

人之陰陽而化病其人素偏于陰則濕從陰化爲金爲水而屬寒濕其人素偏于陽則濕從陽化爲木爲火而屬熱濕夫寒濕余曾言之矣熱濕即暑溫濕溫之義也顧同一溫也而分暑溫濕溫其理甚微熱多濕少先有熱後有濕濕從熱而來謂之暑溫濕多熱少先有濕後有熱熱從濕而來謂之濕溫暑溫爲陽中有陰濕溫爲陰中有陽陰陽兩雜藥宜剛柔兩停然有權宜一法欲奉爾世之業斯道者經有云有其在本而求之于本有其在標而求之于標有其在本而求之于標有其在標而求之于本可知從本從標亦視乎驪珠之所在而已濕爲熱中之濕偏去其熱即所以偏去其濕譬之釜中之水太張由于釜底之炭太烈撤其釜底之炭而其漲自平熱爲濕中之熱偏去其濕即所以偏去其熱譬之燈上之焰太横由于燈內之油太足傾其燈內之油而其焰自熄然雖爲法外之法亦必有治人方有治法倘無治人而漫曰吾用法外之法也吾恐胸中無竹眼底有花望風撲影世之笑楊墨者轉又笑子莫也夫濕熱之種類多端而其傳化又最奇熱多濕少陽明病多陽盛之至每由陽明而竄入三焦濕多熱少太陰病多陰盛之至則由太陰而傳入少陰邪阻脾竅欲出話而不

能察其情狀宛似咽啞而癡聾濕堆賁門欲下咽而不得究其末傳或如隔食而反胃舌光如鏡料知胃津被劫乾嘔而煩定是胆火上沖濕停胃口後陰乾枯由後陰而走前陰多成陰吹水結關元下竅阻塞由下竅而走上竅每作心悸太陰傳厥陰上吐下泄或霍亂而轉筋陽明轉少陽身熱口苦或嘔吐爲清水熱往寒來邪踞膜原而不去肚墜尻痠濕擾腎液而難堪濕流關節臂痛腰痛膝脛痛難舍舟車與神佑水結皮膚頭腫身腫足腑腫必用無擇之控涎諸如此類指不勝屈學者每多望洋而歎然能識得濕之眞形狀任其東走西竄總不出皮毛肌肉經絡臟腑諸範圍在表則治其表在裏則治其裏即時日久長之痼疾亦可隨攻隨破又何論于目前之瑣瑣者乎

濕證挾虛說

濕證挾虛爰有二端或以濕而致虛或以虛而致濕以濕致虛胃中先有濕邪以致飲食日減形容枯槁面目黧黑肢體懈惰以虛致濕脾中先有虛邪以致水穀不化舌胎滑白胸膈痞悶肚腹脹大然二者雖皆爲虛皆虛中挾寔而非純然虛證也其有一種虛證煩勞傷中

濕證發微　上卷　二十七　河南商務印刷所印

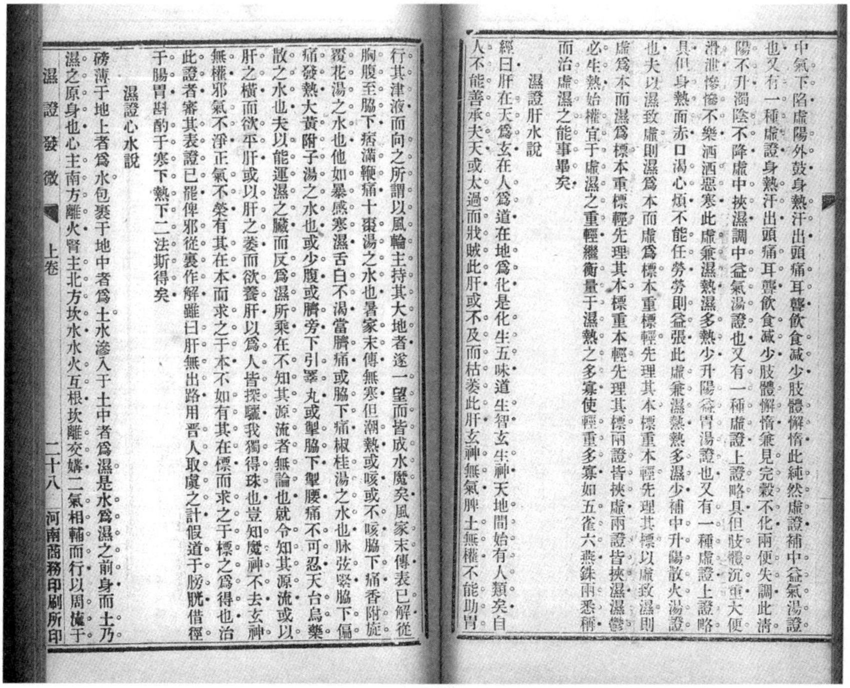

中氣下陷虛陽外鼓身熱汗出頭痛耳聾飲食減少肢體懈惰此純然虛證補中益氣湯證也又有一種虛證身熱汗出頭痛耳聾飲食減少肢體懈惰兼見完穀不化兩便失調此清陽不升濁陰不降虛中挾濕調中益氣湯證也又有一種虛證上證略具但肢體沉重大便滑泄慘慘不樂洒洒惡寒此虛兼濕熱濕多熱少升陽益胃湯證也又有一種虛證上證略具但身熱而赤口渴心煩不能任勞勞則益張此虛兼濕熱熱多濕少補中升陽散火湯證也夫以濕致虛則濕爲本而虛爲標本重標輕先理其本標重本輕先理其標以虛致濕則虛爲本而濕爲標本重標輕先理其本標重本輕先理其標兩證皆挾虛兩證皆挾濕濕鬱必生熱始權宜于虛濕之重輕繼衡量于濕熱之多寡使輕重多寡如五雀六燕銖兩悉稱而治虛濕之能事畢矣

濕證肝水說

經曰肝在天爲玄在人爲道在地爲化化生五味道生智玄生神天地間始有人類矣自人不能善承夫天或太過而戕賊此肝或不及而枯萎此肝玄神無氣脾土無權不能助胃

行其津液而向之所謂以風輪主持其大地者遂一望而皆成水魔矣風家末傳表已解從胸腹至脇下痞滿鞭痛十棗湯之水也暑家末傳無寒但潮熱或咳或不咳脇下痛香附旋覆花湯之水也他如暴感寒濕舌白不渴當臍痛或脇下痛椒桂湯之水也脉弦緊脇下偏痛發熱大黃附子湯之水也或少腹或臍旁下引睾丸或掣脇下掣腰痛不可忍天台烏藥散之水也夫以能運濕之臟而反爲濕所乘在不知其源流者無論也就令知其源流或以肝之横而欲平肝或以肝之萎而欲養肝以爲人皆探驪我獨得珠也豈知魔神不去玄神無權邪氣不淨正氣不榮有其在本而求之于本不如有其在標而求之于標之爲得也治此證者審其表證已罷俾邪從裏作解雖曰肝無出路用晉人取虞之計假道于膀胱借徑于腸胃斟酌于寒下熱下二法斯得矣

濕證心水說

磅薄于地上者爲水包裹于地中者爲土水滲入于土中者爲濕是水爲濕之前身而土乃濕之原身也心主南方離火腎主北方坎水水火互根坎離交媾二氣相輔而行以周擴于

濕證發微　上卷　二十八　河南商務印刷所印

《湿证发微》书影

五臟六腑十二經之間固未嘗見其爲火亦何嘗見其爲水也奈雨露川澤濕氣浸淫于外飲食炙膊濕物戕賊于中兼之三焦不決瀆四瀆不暢流以致中州一處洪水滔天而心火位乎其上者遂不能有倚泰山坐平原之勢矣火爲水動必怔忡火爲水衝必驚悸火爲水偪必煩躁醫者見其有火而用清凉認其爲虛而用補益遂使濕愈停而愈固熱愈結而愈張咽喉乾痛舌光如鏡口唇生瘡種種熱證迭起環生而不可收拾然雖曰有火其火從陰分而來倘認爲陽火而用冬地等藥不惟其證不解而反益寇兵而齎盜糧也當此萬難措手之時甚勿人云亦云坐誤事機惟詢知其脉證是從太陰而來即用滲濕和裹湯重加枳實檳榔不過一劑而怔忡驚悸諸證即應手而解

濕證脾水說

濕證脾水有濕證初赴因循失治而結成脾水者有脾陽微弱不能爲胃行其津液而致脾證蜂起者然來龍雖不同而其結穴則一也水入土中乃名曰濕水不啻其蓮花之前身少陽相火附濕而動火不啻其護法之善神三者和合牟尼而一串相與蒸騰津液薰腐充身澤毛如霧露之溉五臟六腑十二經乃各有所取携以煥其光華三者失和始爲相戰繼爲相勝終爲相離水歸水宅自得其蓮花之前身火歸火家不爲其護法之善神此即河圖五十居中從陰而化便爲金爲水從陽而化便爲風爲火也脾主四肢腹幹乃其部也濕之初來四肢時疊困倦胸腹不甚暢快積久不治舌胎生白飲食無味身體寒熱頭目眩運盖濕之質雖在土中而其氣彌漫于天下故見之上下三焦皆有其形狀而昭昭不可掩也且太陰爲陰中至陰沉寒宿冷屑屑包裹譬之六畫皆坤十月無陽雖有火證不過少陽之傀儡醫者但見其五光十色照耀當前遂擡西江之水潑去其傀儡夫潑去之誠是也但傀儡雖除主傀儡者仍在裹藏吾恐一傀儡去衆傀儡來有終旬累月不能竟其端緒者矣此證即予以滲濕通和湯證必銳減倘表證悉罷胸膈仍不開通即有舌口生瘡諸熱證萬勿猶豫再予以滲濕解結湯證必悉除然陰陽之理互相乘除萬一濕結大去燥結獨存不得不參用硝黃萬一服陽藥太多陰氣大虧不得不用冬地書不盡言言不盡意惟在人之善權而已矣

濕證肺水說

肺爲華蓋高高在上通行榮衛陰陽譬之蒼蒼者天覆冒乎全球也肺家停水即肺家停濕濕之前身爲水濕之原身爲土肺氣既不行太陽寒水太陰濕土皆自下逆上橫亂其空氣故無論爲表濕裹濕但見其舌白不渴即知其是肺水之專證若見頭目眩運身體寒熱胸膈痞悶飲食減少即知其是寒水濕土之兼證也然濕也水也土也皆陰邪也其或本經病盛舌胎滑厚則是陽氣不令空中生雲宜滲濕湯加入姜附以招其陽其或寒水病盛毫毛畢直身如水冰則是表陽大衰宜滲濕湯加桂枝防已附子以勝其濕其或濕土病盛湯水不進噁儂欲吐則是裏陽太衰宜滲濕湯加姜附以補其火而下其水然謂之曰肺水專就水之結于肺者言之也無論上證悉具明是一派陰霾氣象固宜單刀直入就令舌胎變黃心煩無耐熱證種種可據惟詢知其病之初起是從舌白不渴迤邐而來便知外而之火的是陰火即用射人先射馬解結湯之法庶可回生于萬一非然者死生之際嬌語謹慎一味因循吾未見其能有濟者也

濕證腎水說

中上焦停濕人所易知下焦停濕人所難料濕者水也水性多下水在上焦因循不治必漸及于中焦水在中焦因循不治必漸及于下焦下焦即腎也腎者水臟也以水附水似不慮其冰炭之相反矣不知自水之運行言之腎水升爲肺水肺水降爲腎水宛轉相生謂之物還舊主自水之作沴言之中上焦所來之水乃川澤納汙之賊水而非與生俱來之元水也然水而謂之曰元者蓋以水之臟爲腎腎之象爲坎坎雖全卦皆坤其中內容即索于乾之一陽也眞陽在中顚撲不破不獨本經之水賴以扭持即諸經氣之渾灝流轉皆能涵元化以自如然水爲元水固能遍滿乎乾坤水爲賊水亦足以蔽塞乎關竅關竅閉塞陰陽不通或臍腫或腰痛或少腹寃痛躁煩欲死關元上下悉爲賊踞之場治此證者宜煦其一點先天用滲濕和裹湯加附子肉桂以壯其陽證必銳減萬一邪氣不服少腹仍復寃痛即用滲濕解結湯峻逐其飲此所謂下焦之水宜溫溫之不愈即可下也

脾土通于造化說

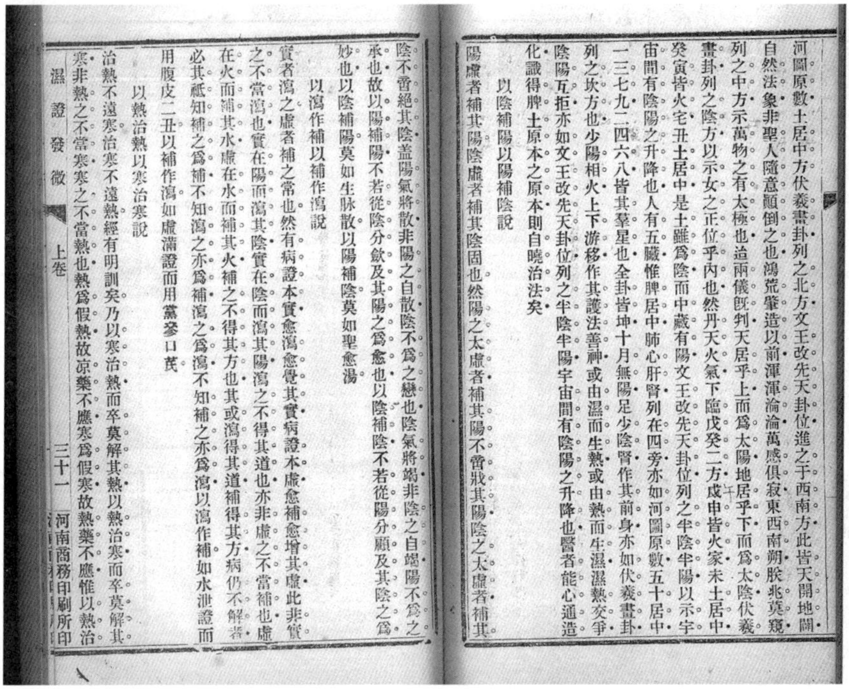

河圖原數土居中方伏羲畫卦列之北方文王改先天卦位進之于西南方此皆天開地闢
自然法象非聖人隨意顚倒之也溯荒肇造以前渾渾淪淪萬感俱寂東西南朔朕兆莫窺
列之中方示萬物之有太極也迨兩儀既判天居乎上而爲太陽地居乎下而爲太陰伏羲
畫卦列之陰方以示女之正位乎內也然丹天火氣下臨戊癸二方戌申皆火家未土居中
癸寅皆火宅丑土居中是土雖爲陰而中藏有陽文王改先天卦位列之半陰半陽以示宇
宙間有陰陽之升降也人有五藏惟脾居中肺心肝腎列在四旁亦如河圖原數五十居中
一三七九二四六八皆其羣星也全卦皆坤十月無陽足少陰腎作其前身亦如伏羲畫卦
列之坎方也少陽相火上下游移作其護法善神或由濕而生熱或由熱而生濕濕熱交爭
陰陽互拒亦如文王改先天卦位列之半陰半陽宇宙間有陰陽之升降也醫者能心通造
化識得脾土原本之原本則自曉治法矣

以陰補陽以陽補陰說

陽虛者補其陽陰虛者補其陰固也然陽之太虛者補其陽不啻戕其陽陰之太虛者補其
陰不啻絕其陰蓋陽氣將散非陽之自散陰不爲之戀也陰氣將竭非陰之自竭陽不爲之
承也故以陽補陽不若從陰分歛及其陽之爲愈也以陰補陰不若從陽分顧及其陰之爲
妙也以陰補陽莫如生脉散以陽補陰莫如聖愈湯

以瀉作補以補作瀉說

實者瀉之虛者補之常也然有病證本實愈瀉愈覺其實病證本虛愈補愈增其虛此非實
之不當瀉也實在陽而瀉其陰實在陰而瀉其陽瀉之不得其道也亦非虛之不當補也虛
在火而補其水虛在水而補其火補之不得其方也其或瀉得其道補得其方病仍不解者
必其祇知補之爲補不知瀉之亦爲補瀉之爲瀉不知補之亦爲瀉以瀉作補如水泄證而
用腹皮二丑以補作瀉如虛滿證而用黨參口芪

以熱治熱以寒治寒說

治熱不遠寒治寒不遠熱經有明訓矣乃以寒治熱而卒莫解其熱以熱治寒而卒莫解其
寒非熱之不當寒寒之不當熱也熱爲假熱故凉藥不應寒爲假寒故熱藥不應惟以熱治

濕證發微　上卷　三十一　河南商務印刷所印

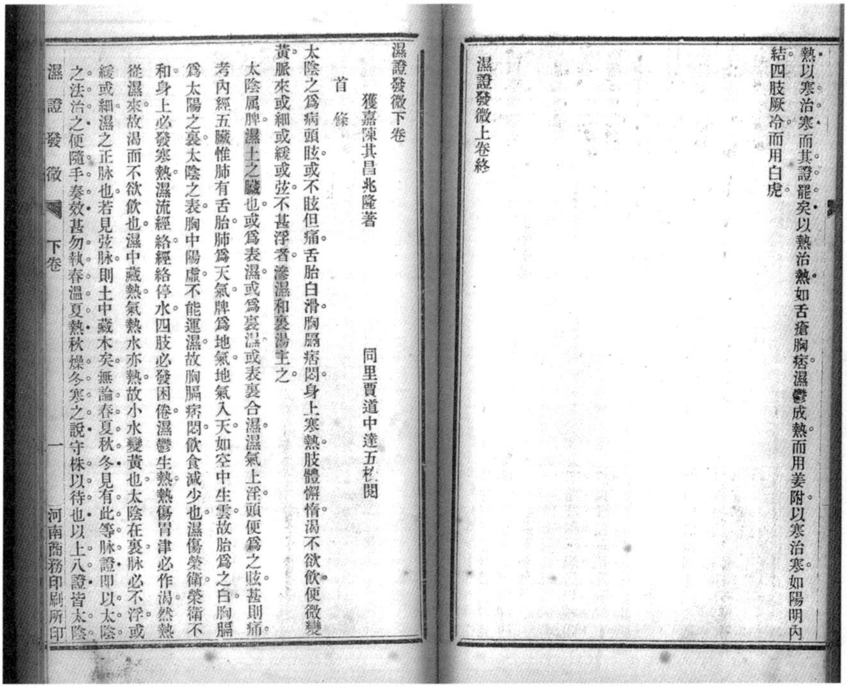

熱以寒治寒而其證罷矣以熱治熱如舌瘡胸痞濕鬱成熱而用姜附以寒治寒如陽明內
結四肢厥冷而用白虎

濕證發微上卷終

濕證發微下卷

獲嘉陳其昌兆隆著　　同里賈道中達五校閱

首條

太陰之爲病頭眩或不眩但痛舌胎白滑胸膈痞悶身上寒熱肢體懈惰渴不欲飲便微變
黃脈來或細或緩或弦不甚浮者滲濕和裏湯主之

太陰屬脾濕土之臟也或爲表濕或爲裏濕或表裏合濕濕氣上淫頭便爲之眩甚則痛
考內經五臟惟肺有舌胎肺爲天氣脾爲地氣地氣入天如空中生雲故胎爲之白胸膈
爲太陽之裏太陰之表胸中陽虛不能運濕故胸膈痞悶飲食減少也濕傷榮衛榮衛不
和身上必發寒熱濕流經絡經絡停水四肢必發困倦濕鬱生熱熱傷胃津必作渴然熱
從濕來故渴而不欲飲也濕中藏熱氣熱水亦熱故小水變黃也太陰在裏脉必不浮或
緩或細濕之正脉也若見弦脉則土中藏木矣無論春夏秋冬見有此等脉證即以太陰
之法治之便隨手奏效甚勿執春溫夏熱秋燥冬寒之說守株以待也以上八證皆太陰

濕證發微　下卷　一　河南商務印刷所印

《湿证发微》书影

始傷之正病以後凡稱太陰證濕證皆指此脉證而言也其或裏虛邪陷變生他證具詳其法如左

滲濕和裏湯方

蒼朮五錢 茯苓五錢 川朴二錢 半夏三錢 枳實三錢 檳榔二錢 滑石五錢 通草一錢 生姜三錢

六氣爲病皆屬實邪濕性沾膩則實而又實也選用藥品不可涉于呆滯蒼朮味辛性溫走足太陰脾辛則能散溫則能和故能升發胃中陽氣止吐泄逐痰水又能發汗解肌總解六鬱茯苓味淡性溫走足陽明胃淡主滲利溫則伐水邪而不傷陽色白則兼走手太陰肺助肺氣下降使三焦水氣下走膀胱川朴辛溫苦降走足太陰陽明辛溫故能除濕滿苦降故能泄實滿半夏味辛性溫亦走足太陰陽明辛故能發表開鬱下逆氣溫故能除濕化痰利水道枳實苦酸微寒有推墻倒壁之力故能大放幽門使悶脹消痛則最後重除檳榔苦溫破滯辛溫散邪泄胸中至高之氣使之下行故能攻堅去脹消食行痰滑石滑淡甘寒走足太陽滑利竅淡滲濕甘益氣寒泄熱故能開腠理而發表走膀胱而行水通草氣寒味淡氣寒則降故能入肺經而引熱下行味淡則升故入胃經而通氣上達脾胃兩居中州中州停濕譬如萬物正行濕令非雷以動之風以散之日以暄之品彙何以咸章乎諸藥皆溫即日以暄之也諸味皆辛即風以散之也諸品皆降即雷以動之也其或表重于裏則以本方加桂枝防已裏重于表則以本方加二丑平飲隨證消息可矣再此方之妙全在枳實一味以坤輪不轉非此物不能撥動之也妙中之妙則又在滑石通草二味以二味能決三焦之瀆使經絡水氣皆從小便而去也要而言之蒼朮茯苓能闢鬼門川朴半夏能闢賁門枳實檳榔能開幽門滑石通草能開水門四門洞開賊四出又何濕魔之足患乎再挽回造化全賴枳實多則五六錢次則三四錢再次則一二錢其或枳實不能治之則加二丑二丑不能治之則加平飲然治外感如將須大振精神一戰勝齊若一味逗遛反誤軍機再此證治驗每年不下數百不必覼縷也

二 條

太陰證人事憒憒心中懊憹發汗不解者濕證謫滲濕和裏湯主之

人事憒憒即肢體困倦之義也心中懊憹即胸膈痞悶之義也醫者見其頭目眩運類于太陽中風身體寒熱類于太陽傷寒大發其汗遂致陽氣愈虛陰氣愈凝雖汗出溱溱病不少減且若日加進者此病藥不投故使不解也惟察其脉不甚浮兼見舌胎滑白渴不欲飲等證便知是太陰停濕非太陽中風傷寒也可以滲濕和裏湯主之余閱歷多年凡春夏秋冬遇有此等病狀醫者率張冠李戴及服藥不效復爲東塗西抹小病遂變爲大病矣時醫殺人往往類此

三 條

太陰病氣上沖胸咽喉不得息服疏氣藥不效者濕證謫滲濕和裏湯主之

人之一身心火在上腎水在下原互爲根也中焦濕魔盤據心氣不得下降反被水氣上炎故氣上沖胸也氣滿壇膺咽喉一線之地礙于升降故咽喉不得息也醫者認爲厥陰肝氣用青皮木香等藥大破其氣以爲得高者平之之義也豈知氣屬陽水屬陰陽愈破而愈虛陰愈結而愈實故使不解也治此證者須審其脉來不浮兼有舌胎滑白頭目眩暈等證便知是兩太陰水氣非厥陰肝氣也亦宜前湯

四 條

太陰病脉弦數胸痞不飢嘔嘔欲吐舌口生瘡清解不愈者濕證謫滲濕解結湯再加姜附主之

脉弦而數飲數也胸痞不飢土爲水圍坤輪不轉也嘔嘔欲吐濕鬱生熱火勢挾水勢而欲張也舌口生瘡口爲脾之竅舌爲心之苗心脾有水熱舌口亦欲腐爛也醫者認爲火邪主以清降遂致痞氣愈增湯水不進矣豈知太陰發火原屬濕火當此萬難之際不必潑其少陰之火惟當傾其太陰之水能傾去太陰之水少陰之火自退矣宜滲濕解結湯再加姜附主之有賈學生者年十八患濕醫始主以表散繼主以清潤不惟熱不見減痞且旋增湯水不下余詢其來因乃知此證從太陰而來雖有熱證皆水熱也乃出此方一劑而輕又予以滲濕和裏湯痊宋姓老翁患濕本係冬傷于寒之溫醫以冬不藏精之溫治之亂投清涼遂致膈滿胸痞湯水不下火被水尅心時覺煩雜無奈余察其舌胎滑膩

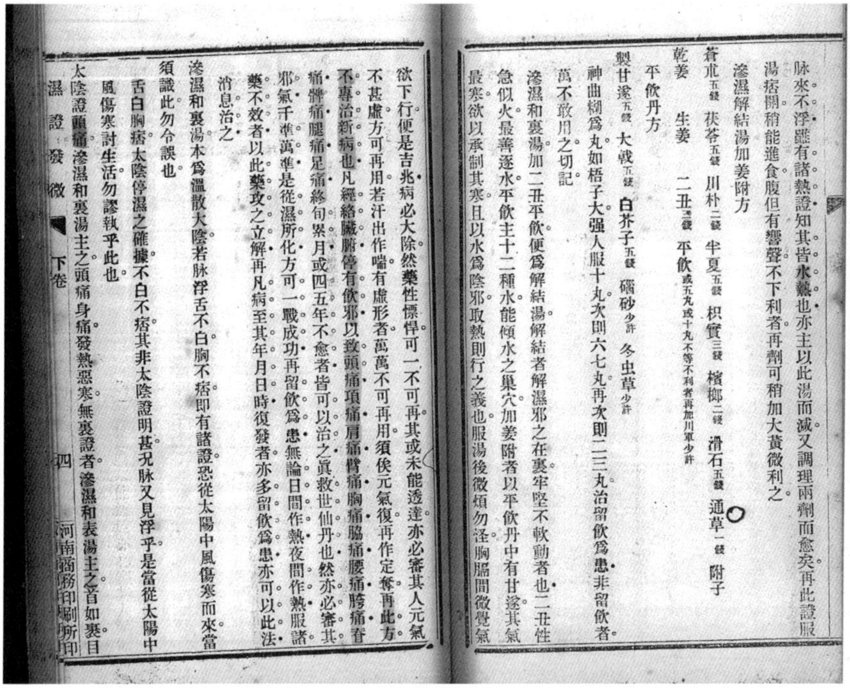

脉來不浮雖有諸熱證知其皆水熱也亦主以此湯而減又調理兩劑而愈矣再此證服湯痞悶稍能進食腹但有響聲不下利者再劑可稍加大黃微利之

滲濕解結湯加姜附方

蒼朮五錢 茯苓五錢 川朴二錢 半夏五錢 枳實三錢 檳榔二錢 滑石五錢 通草一錢 附子 乾姜 生姜 二丑三錢 平飲或五丸或十丸不等不利者再加川軍少許

平飲丹方

製甘遂五錢 大戟五錢 白芥子五錢 硇砂少許 冬虫草少許

神曲糊爲丸如梧子大强人服十丸次則六七丸再次則二三丸治留飲爲患非留飲者萬不敢用之切記

滲濕和裏湯加二丑平飲便爲解結湯解結者解濕邪之在裏牢堅不軟動者也二丑性急似火最善逐水平飲主十二種水能傾水之巢穴加姜附者以平飲丹中有甘遂其氣最寒欲以承制其寒且以水爲陰邪取熱則行之義也服湯後微煩勿柽胸膈間微覺氣欲下行便是吉兆病必大除然藥性慓悍可一不可再其或未能透達亦必審其人元氣不甚虛方可再用若汗出作喘有虛形者萬萬不可再用須俟元氣復再作定奪再此方不專治新病也凡經絡臟腑停有飲邪以致頭痛項痛肩痛臂痛胸痛脇痛腰痛胯痛脊痛髀痛腿痛足痛緜旬累月或四五年不愈者皆可以治之眞救世仙丹也然亦必審其邪氣千準萬準是從濕所化方可一戰成功再留飲爲患無論日間作熱夜間作熱服諸藥不效者以此藥攻之立解再凡病至其年月日時復發者亦多留飲爲患亦可以此法消息治之

滲濕和裏湯本爲溫散大陰若脉浮舌不白胸不痞即有諸證恐從太陽中風傷寒而來當須識此勿令誤也

舌白胸痞太陰停濕之確據不白不痞其非太陰證明甚况脉又見浮乎是當從太陽中風傷寒討生活勿謬執乎此也

太陰證頭痛滲濕和裏湯主之頭痛身痛發熱惡寒無裏證者滲濕和表湯主之首如裹目

濕證發微 下卷 四 河南商務印刷所印

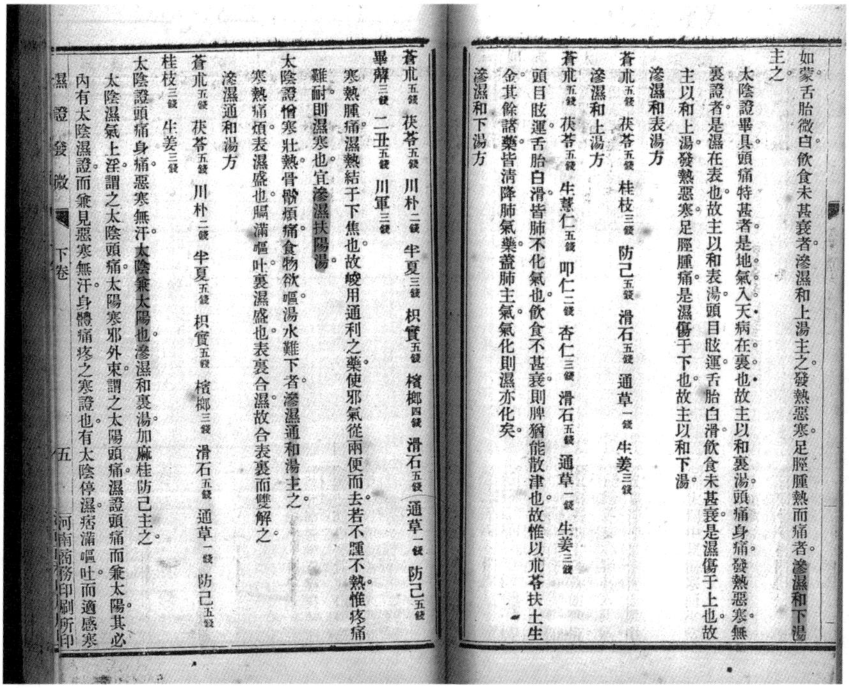

如蒙舌胎微白飲食未甚衰者滲濕和上湯主之發熱惡寒足脛腫熱而痛者滲濕和下湯主之

太陰證畢具頭痛特甚者是地氣入天病在裏也故主以和裏湯頭痛身痛發熱惡寒無裏證者是濕在表也故主以和表湯頭目眩運舌胎白滑飲食未甚衰是濕傷于上也故主以和上湯發熱惡寒足脛腫痛是濕傷于下也故主以和下湯

滲濕和表湯方

蒼朮五錢 茯苓五錢 桂枝三錢 防己五錢 滑石五錢 通草一錢 生姜三錢

滲濕和上湯方

蒼朮五錢 茯苓五錢 生薏仁五錢 叩仁二錢 杏仁三錢 滑石五錢 通草一錢 生姜三錢

頭目眩運舌胎白滑皆肺不化氣也飲食不甚衰則脾猶能散津也故惟以朮苓扶土生金其餘諸藥皆清降肺氣藥盡肺主氣氣化則濕亦化矣

滲濕和下湯方

蒼朮五錢 茯苓五錢 川朴二錢 半夏三錢 枳實五錢 檳榔四錢 滑石五錢 通草一錢 防己五錢 畢薢三錢 二丑五錢 川軍三錢

寒熱腫痛濕熱結于下焦也故峻用通利之藥使邪氣從兩便而去若不腫不熱惟疼痛難耐則濕寒也宜滲濕扶陽湯

太陰證惱寒壯熱骨骸煩痛食物欲嘔湯水難下者滲濕通和湯主之

寒熱痛煩表濕盛也膈滿嘔吐裏濕盛也表裏合濕故合表裏而雙解之

滲濕通和湯方

蒼朮五錢 茯苓五錢 川朴二錢 半夏五錢 枳實五錢 檳榔三錢 滑石五錢 通草一錢 防己五錢 桂枝三錢 生姜三錢

太陰證頭痛身痛惡寒無汗太陰兼太陽也滲濕和裏湯加麻桂防己主之

太陰濕氣上淫謂之太陰頭痛太陽寒邪外束謂之太陽頭痛濕證頭痛而兼太陽其必內有太陰濕證而兼見惡寒無汗身體痛疼之寒證也有太陰停濕痞滿嘔吐而適感寒

濕證發微 下卷 五 河南商務印刷所印

《湿证发微》书影

氣者有先受外寒寒邪太重由寒襲濕而與太陰同病者似此兩太同病不開其表在外之寒邪必不散不和其裏在內之濕邪必不退惟用滲濕和裏湯加麻桂防己外發內利可也

滲濕和裏湯加麻桂防己方 即和裏湯加麻黃三錢桂枝三錢防己五錢也

太陰頭痛目赤面紅身熱汗出渴欲飲水太陰兼陽明也滲濕和裏湯加大黃主之

濕證頭痛而兼陽明是太陰與陽明合病也夫太陰濕邪也陽明燥邪也燥濕交加濁亂中州循經上烘頭爲之痛必兼見目赤面紅身熱汗出渴欲飲水脉來洪大方爲陽明的證然觴之初濫來自太陰是太陰素有濕邪因循失治以致轉屬陽明或醫者曉得以陽換陰之法宣之洩之由太陰而驅之于陽明也夫既歸陽明審其濕邪已衰燥結方盛胎黃起刺肚腹痛脹承氣湯下之可也若濕燥兩盛仍宜剛柔並用可以和裏湯加大黃和之治驗族叔母韓年八旬患濕醫治不如法遂致濕從水化水氣上淩心便爲之煩雜無奈每發煩時輒以飲食壓之然食愈多而水愈停水愈停而煩愈增遂無時不煩矣醫者以其喪子傷肝大平其肝氣不效又以老年虛滿以參茸大補其元氣亦不效其孫強延余視之余審其人脉象滑大舌胎滑潤頗能進食發煩多在午前余曰此陰分中有水陽分中有火也其孫曰何以見之余曰脉象滑大舌胎滑潤定是太陰有水頗能進食發煩多在陽分定是陽明有火但水重火輕宜先平水而後平火其孫曰醫多以爲不救若能有救余家萬福余曰請試之遂與以滲濕扶陽數劑水氣頓減但燥熱不下又與以理陰一劑而諸證皆罷矣再陰陽迭戰原難兩勝陰勝陽則陽併于陰陽勝陰則陰併于陽余案臨斯證方知陰陽之多變也太陰停水原屬陰水既見太陰水證萬不能再見陽明火證乃太陰之水既上攻陽明之火復暴發兩兩相持宛如鷸蚌竟使醫者既驅夫鷸復驅夫蚌此誠奇外之奇而亦法外之法也故畧誌之再此與太陰發火證不同太陰發火皆是虛火此則陽明自有其火故主治畧異須知

太陰證頭痛口苦耳聾咽乾目炫太陰兼少陽也滲濕散火湯主之

太陰濕土也少陽相火也濕證頭痛而兼少陽是由太陰而轉屬于少陽也太陰證不解

邪從陽化濕熱升騰頭爲之眩暈痛疼必兼見耳聾口苦咽乾目炫等證然雖曰少陽其原從太陰而來自不得用柴胡黃芩等湯惟用滲濕和裏湯少加芩連以潑其火可也

滲濕和裏湯加芩連方 即和裏湯加黃芩三錢黃連二錢所謂散火湯也

太陰證頭痛腹亦痛太陰表裏兼病也滲濕和裏湯倍枳實再加草菓主之

太陰證畢具頭痛腹亦痛則不惟經絡受邪臟腑亦受邪矣經曰痛則不通故倍用枳實以通之寒邪內賊太陰故加草菓以刦制其寒此兩解太陰表裏之法也

滲濕和裏湯倍枳實加草菓方 即和裏湯倍枳實二錢加草菓二錢也

太陰證頭痛自利惡寒身倦太陰兼少陰也滲濕和裏湯去枳實檳榔加姜附主之附子湯亦主之

水入土中謂之曰濕太陰之濕即少陰之水也濕證頭痛而兼少陰是由太陰而傳入少陰也始病太陰太陰太虛邪從寒化必自利惡寒身倦洒寒之氣上逆于頭則頭痛如破其太陰證未罷者宜脾腎雙溫故主以和裏湯去檳枳加姜附己罷者祇宜溫腎故主以附子湯

滲濕和裏湯去檳枳加姜附方 即和裏湯去檳枳加附子三錢乾姜三錢也

附子湯方 見傷寒論

太陰證頭痛口吐涎沫四肢厥冷太陰兼厥陰也滲濕和裏湯去枳實檳榔加附子故紙吳萸主之

厥陰頭痛血火上沖者居多必兼 熱煩躁等證濕證而兼厥陰則非血火上沖仍是濕寒之氣上逆也太陰證久不罷迸入厥陰脉細肢厥口吐涎沫寒氣循經上行頭必爲之不快宜太陰厥陰兩溫之故主和裏湯去檳枳加附子故紙吳萸也以上六條即傷寒六經之治法太陰所兼六經病證不止此數條不過借此示人門徑耳須知

滲濕和裏湯去枳實檳榔加附子故紙吳萸方 即和裏湯去檳枳加附子三錢故紙三錢吳萸三錢也

太陰證邪從陽化舌白變黃渴欲飲水小水渾赤大便不利者滲濕和裏湯加大黃主之或晝或夜壯熱難堪者滲濕解結湯加大黃主之譫語脉實大者大承氣湯主之

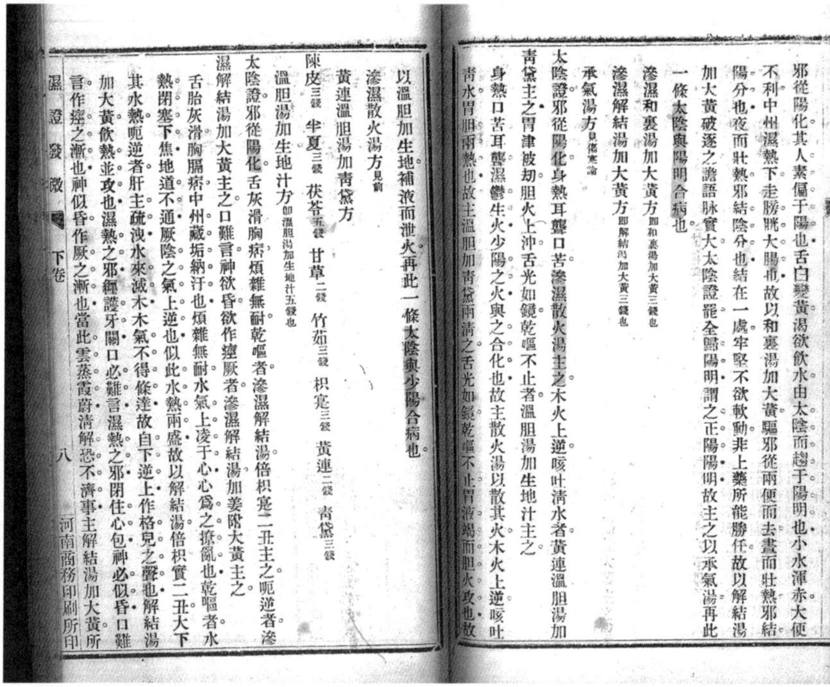

邪從陽化其人素偏于陽也舌白變黃渴欲飲水由太陰而趨于陽明也小水渾赤大便不利中州濕熱下走膀胱大腸而故以和裏湯加大黃驅邪從兩便而去晝而壯熱邪結陽分也夜而壯熱邪結陰分也結在一處牢堅不欲軟動非上藥所能勝任故以解結湯加大黃破逐之譫語脉實大太陰證罷全歸陽明謂之正陽陽明故主之以承氣湯再此一條太陰與陽明合病也

滲濕和裏湯加大黃方即和裏湯加大黃三錢也

滲濕解結湯加大黃方即解結湯加大黃三錢也

承氣湯方見傷寒論

太陰證邪從陽化身熱耳聾口苦滲濕散火湯主之木火上逆咳吐清水者黃連溫胆湯加青黛主之胃津被刼胆火上沖舌光如鏡乾嘔不止者溫胆湯加生地汁主之

身熱口苦耳聾濕鬱生火少陽之火與之合化也故主散火湯以散其火木火上逆咳吐青水胃胆兩熱也故主溫胆加青黛兩清之舌光如鏡乾嘔不止胃液竭而胆火攻也故以溫胆加生地補液而泄火再此一條太陰與少陽合病也

滲濕散火湯方見前

黃連溫胆湯加青黛方

陳皮三錢 半夏三錢 茯苓五錢 甘草二錢 竹茹三錢 枳寔三錢 黃連二錢 青黛三錢

溫胆湯加生地汁方即溫胆湯加生地汁五錢也

太陰證邪從陽化舌灰滑胸痞煩雜無耐乾嘔者滲濕解結湯倍枳寔二丑主之呃逆者滲濕解結湯加大黃主之口難言神欲昏欲作痙厥者滲濕解結湯加姜附大黃主之

舌胎灰滑胸膈痞中州藏垢納汙也煩雜無耐水氣上凌于心心爲之撩亂也乾嘔者水熱閉塞下焦地道不通厥陰之氣上逆也似此水熱兩盛故以解結湯倍枳實二丑大下其水熱呃逆者肝主疏洩水來減木木氣不得條達故自下逆上作格兒之聲也解結湯加大黃飲熱並攻也濕熱之邪纏護牙關口必難言濕熱之邪閉住心包神必似昏口難言作痙之漸也神似昏作厥之漸也當此雲蒸霞蔚清解恐不濟事主解結湯加大黃所

濕證發微 下卷 八 河南商務印刷所印

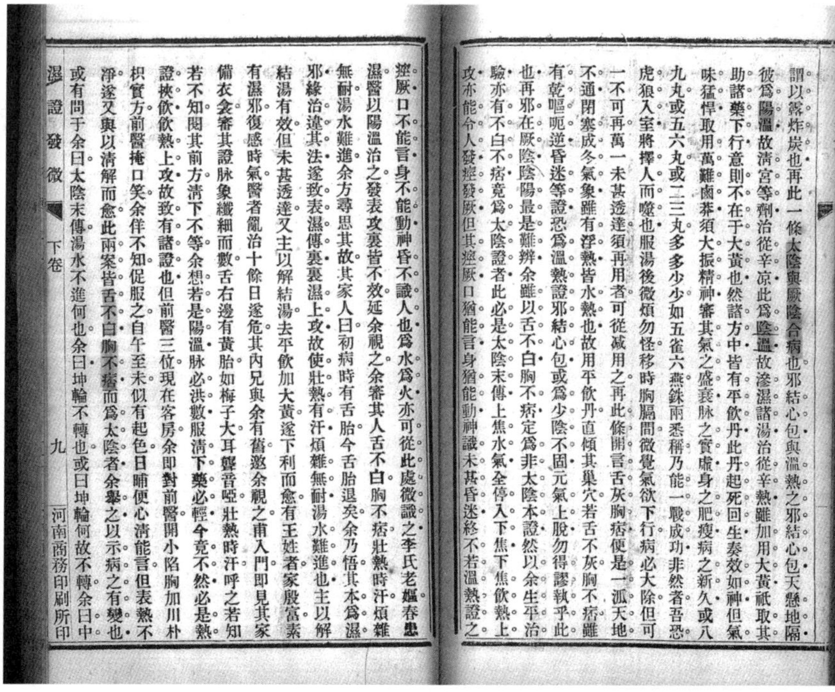

謂以露炸炭也再此一條太陰與厥陰合病也邪結心包與溫熱之邪結心包天懸地隔彼爲陽溫故清宮等劑治從辛凉此爲陰溫故滲濕諸湯治從辛熱雖加用大黃祇取其助諸藥下行意則不在于大黃也然諸方中皆有平飲丹此丹起死回生奏效如神但氣味猛悍取用萬難鹵莽須大振精神審其氣之盛衰脉之實虛身之肥瘦病之新久或八九丸或五六丸或二三丸多多少少如五雀六燕銖兩悉稱乃能一戰成功非然者吾恐虎狼入室將擇人而噬也服湯後微煩勿怪移時胸膈間微覺氣欲下行病必大除但可一不可再萬一未甚透達須再用者可從減用之再此條開言舌灰胸痞便是一派天地不通閉塞成冬氣象雖有浮熱皆水熱也故用平飲丹直傾其巢穴若舌不灰胸不痞雖有乾嘔呃逆昏迷等證恐爲溫熱證邪結心包或爲少陰不固元氣上脫勿得謬執乎此也再邪在厥陰陰陽最是難辨余雖以舌不白胸不痞定爲非太陰本證然以余生平治驗亦有不白不痞竟爲太陰證者此必是太陰未傳上焦水氣全停入下焦下焦飲熱上攻亦能令人發痙發厥但其痙厥口猶能言身猶能動神識未甚昏迷終不若溫熱證之痙厥口不能言身不能動神昏不識人也爲水爲火亦可從此處微識之李氏老媼春患濕醫以陽溫治之發表攻裏皆不效延余視之余審其人舌不白胸不痞壯熱時汗煩雜無耐湯水難進余方尋思其故其家人曰初病時有舌胎今舌胎退矣余乃悟其本爲濕邪緣治違其法遂致表濕傳裏裏濕上攻故使壯熱有汗煩雜無耐湯水難進也主以解結湯有效但未甚透達又主以解結湯去平飲加大黃遂下利而愈有王姓者家殷富素有濕邪復感時氣醫者亂治十餘日遂危其內兄與余有舊邀余視之甫入門即見其家備衣衾審其證脉象纖細而數舌右邊有黃胎如梅子大耳聾音啞壯熱時汗呼之若知若不知閱其前方清下不等余想若是陽溫脉必洪數服清下藥必輕今竟不然必是熱證挾飲飲熱上攻故致有諸證也但前醫三位現在客房余即對前醫開小陷胸加川朴枳實方前醫掩口笑余佯不知促服之自午至未似有起色日晡便心清能言但表熱不淨遂又與以清解而愈此兩案皆舌不白胸不痞而爲太陰者余舉之以示病之有變也或有問于余曰太陰未傳湯水不進何也余曰坤輪不轉也或曰坤輪何故不轉余曰中

濕證發微 下卷 九 河南商務印刷所印

《湿证发微》书影

州停水水深滅木土無玄神故使不轉也或曰胸腹氣阻未能暢達人皆以爲土中藏木今乃以爲無木何耶余曰土中藏木正是土中無木土中無木乃爲土中有木或曰未得其解余曰玄神司權有木正是無木魔神司權無木乃因有木質而言之總是胸腹中能容玄神之活木不能容魔神之死木也吾故曰魔神去斯玄神來玄神來斯坤輪轉坤輪轉無論水邪火邪皆風流雲散矣但病到此時萬死一生須想入非非察諸冥冥千準萬準方可下手勿孟浪也再坤輪一轉必能進食倘仍不能食勿怪也須俟一二日正氣平復即能進食矣再以上千言萬語都是要人謹慎然太謹慎亦誤性命欲使謹慎家不一于謹慎不謹慎家反愈于謹慎則惟在讀書

滲濕解結湯倍枳實二丑方即枳實再加二錢二丑再加三錢也

滲濕解結湯加大黃方即外加大黃三錢也

滲濕解結湯加姜附大黃方即外加姜附各三錢大黃三錢也

太陰證邪從陰化舌胎白滑不飢不食不便氣機不靈牙關不利舌蹇語重者滲濕和裏湯加二丑主之或諸證未罷或諸證已罷胃腕痛極而吐所吐盡是清水者解結湯加附子乾姜主之舌白而腐穢濕結裏肛墜尻痠者滲濕和裏湯去滑石通草加乾姜附子主之

邪從陰化其人素偏于陰也舌胎白滑中有穢濕也不飢不食不便氣機不靈坤輪不轉也牙關不利舌蹇語重口爲脾竅濕邪阻塞脾竅故使難語言也一泒皆是濁濕氣象故以和裏湯逐去其濁濕加二丑者暢其流也諸證未罷爲時邪之胃痛諸證已罷爲留飲之胃痛然無論未罷已罷均爲飲結在中故用解結湯加姜附峻逐其飲肛門墜痠寒虛者宜人參鹿茸熱濕宜黃連檳榔此爲寒濕故以和裏湯去滑通加姜附溫散之九竅不和皆屬胃病此一條言脾病胃亦病妻累及婦也

太陰證邪從陰化中上焦證已罷少腹痛煩欲死服溫散藥不效者滲濕解結湯加姜附主之腿痛或夜間壯熱者滲濕解結湯加姜附大黃主之腿不痛但痿軟不能立者滲濕解結湯加姜附主之

中上焦證已罷少腹煩欲死少陰證也何以猶冠以太陰證耶以此少陰證是從太陰而

來也太陰停水治違其法以致傳入少陰少陰停水宜溫其水服溫水藥不愈必是結水也故以解結湯加姜附峻逐其水腿痛入夜壯熱亦以其從太陰而來定知其是水結下焦故亦以解結湯下其水加大黃者以其挾熱也不痛但軟亦以其從太陰傳入少陰也不加大黃者慮中挾寒也上條太陰與陽明合病此條是太陰與少陰合病所謂土反其宅也有宋姓者因濕病瘧強截止之遂致濕邪入裏少腹痛煩欲死醫治以桂楠煙泡亦能稍止須臾但日日服之熱日增而痛不減邀余視之余詢得其是從濕瘧而來定知其是水結關元遂主以解結湯加姜附有效又調理兩劑而愈矣牛姓小兒年十三春患陰溫醫以陽溫治之平其熱而留其濕連綿至于八月飲食日減身熱腹痛余知其爲太陰停水也與以解結湯而痛頓減小兒憚于用藥腹不痛而腿痛入夜潮熱余知其水邪由太陰而傳入少陰也與以解結湯加姜附而諸證皆罷矣張姓小兒年十六患溫醫療已月餘矣乃忽然腿足痿軟不能起立如中風然余察其人裏面不衰飲食表面不作寒熱惟舌胎微滑尺脉微沉逆知其濕從寒化爲土反其宅也遂主以滲濕解結湯加姜附而愈

太陰證邪從陰化舌滑胸痞肢冷脉伏腹脇間氣不舒者滲濕和裏湯加吳萸二丑主之臍下築築然動勢如奔豚上攻作吐或怖驚者滲濕和裏湯去滑通加吳萸姜附主之囊縮者滲濕和裏湯加吳萸桂附主之

舌滑胸痞坤輪不轉也肢冷脉伏腹脇不舒則玄神無氣矣此與上條之證又殊上條乃是因坤土無權以致玄神無氣此則玄神自無氣所謂本實先撥也木土交困不慮外脫惟恐內閉主以和裏湯加吳萸二丑扶土氣以疏木氣也臍下動水上攻衝疝厥疝證也水木兩寒主以和裏湯去滑通加吳萸姜附煖水並煖木也囊縮者邪水既來滅木眞水又不生木木無護星玄神將退位也肝脾腎三處被兵中下焦無乾淨地大局甚是難支急以和裏湯去滑通加吳萸桂附一齊溫之庶可回生于萬一若無太陰等證並朴夏檳枳亦可去之須知吳姓婦人患溫舌胎滑白肢冷脉伏胸腹不舒余曰此太陰與厥陰同病危證也開一和裏湯加吳萸二丑方囑之曰此藥不開必當繼以解結湯不然恐無及

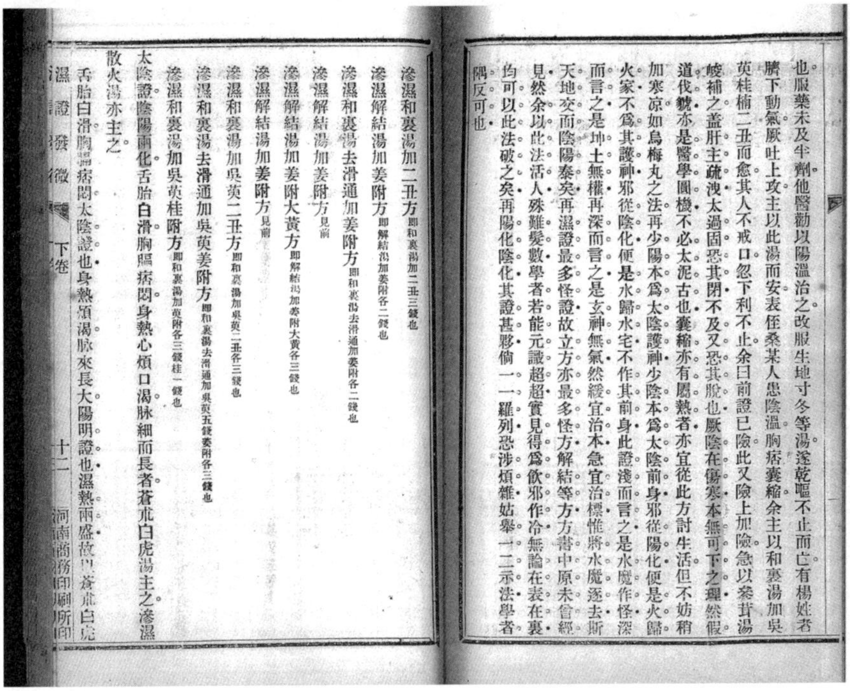
也服藥未及半劑他醫勸以陽溫治之改服生地寸冬等湯遂乾嘔不止而亡有楊姓者臍下動氣厥吐上攻主以此湯而安表侄桑某人患陰溫胸痞囊縮余主以和裏湯加吳萸桂楠二丑而愈其人不戒口忽下利不止余曰前證已險此又險上加險急以參茸湯峻補之蓋肝主疏洩太過固恐其閉不及又恐其脫也厥陰在傷寒本無可下之理然假道伐虢亦是醫學圓機不必太泥古也囊縮亦有屬熱者亦宜從此方討生活但不妨稍加寒涼如烏梅丸之法再少陽本爲太陰護神少陰本爲太陰前身邪從陽化便是火歸火家不爲其護神邪從陰化便是水歸水宅不作其前身此證淺而言之是水魔作怪深而言之是坤土無權再深而言之是玄神無氣然緩宜治本急宜治標惟將水魔逐去斯天地交而陰陽泰矣再濕證最多怪證故立方亦最多怪方解結等方方書中原未曾經見然余以此法活人殊難髮數學者若能元識超超實見得爲飲邪作冷無論在表在裏均可以此法破之矣再陽化陰化其證甚夥倘一一羅列恐涉煩雜姑舉一二示法學者隅反可也

滲濕和裏湯加二丑方 即和裏湯加二丑三錢也

滲濕解結湯加姜附方 即解結湯加姜附各二錢也

滲濕和裏湯去滑通加姜附方 即和裏湯去滑通加姜附各二錢也

滲濕解結湯加姜附方 見前

滲濕解結湯加姜附大黃方 即解結湯加姜附大黃各三錢也

滲濕解結湯加姜附方 見前

滲濕和裏湯加吳萸二丑方 即和裏湯加吳萸二丑各三錢也

滲濕和裏湯去滑通加吳萸姜附方 即和裏湯去滑通加吳萸五錢姜附各三錢也

滲濕和裏湯加吳萸桂附方 即和裏湯加萸附各三錢桂一錢也

太陰證陰陽兩化舌胎白滑胸膈痞悶身熱心煩口渴脉細而長者蒼朮白虎湯主之滲濕散火湯亦主之

舌胎白滑胸膈痞悶太陰證也身熱煩渴脉來長大陽明證也濕熱兩盛故以蒼朮白虎

濕證發微 下卷 十二 河南商務印刷所印

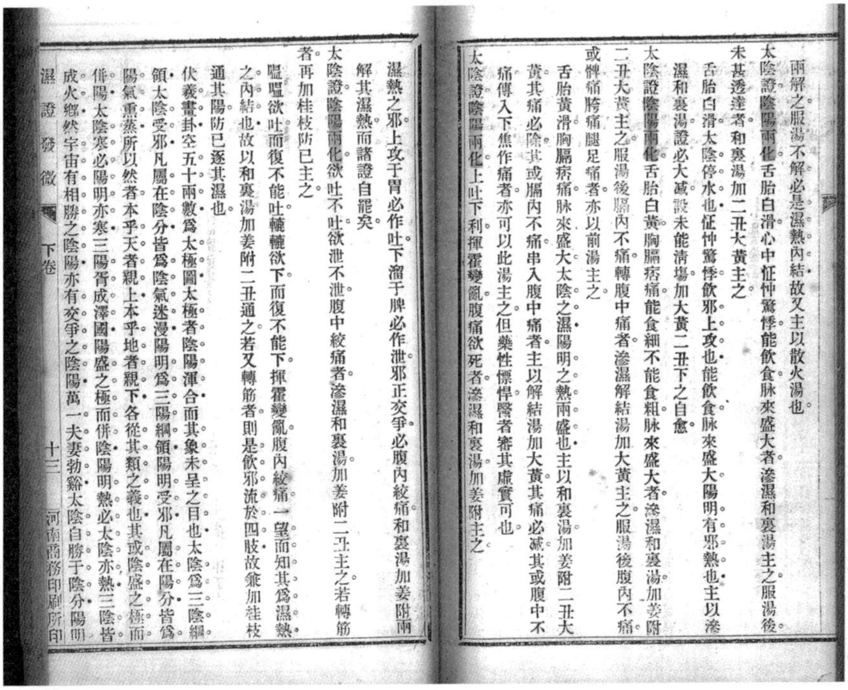
兩解之服湯不解必是濕熱內結故又主以散火湯也

太陰證陰陽兩化舌胎白滑心中怔忡驚悸能飲食脉來盛大者滲濕和裏湯主之服湯後未甚透達者和裏湯加二丑大黃主之

舌胎白滑太陰停水也怔忡驚悸飲邪上攻也能飲食脉來盛大陽明有邪熱也主以滲濕和裏湯證必大減設未能清場加大黃二丑下之自愈

太陰證陰陽兩化舌胎白黃胸膈痞痛能食細不能食粗脉來盛大者滲濕和裏湯加姜附二丑大黃主之服湯後膈內不痛轉腹中痛者滲濕解結湯加大黃主之服湯後腹內不痛或髀痛胯痛腿足痛者亦以前湯主之

舌胎黃滑胸膈痞痛脉來盛大太陰之濕陽明之熱兩盛也主以和裏湯加姜附二丑大黃其痛必除其或膈內不痛串入腹中痛者主以解結湯加大黃其痛必減其或腹中不痛傳入下焦作痛者亦可以此湯主之但藥性慓悍醫者審其虛實可也

太陰證陰陽兩化上吐下利揮霍變亂腹痛欲死者滲濕和裏湯加姜附主之

濕熱之邪上攻于胃必作吐下溜于脾必作泄邪正交爭必腹內絞痛和裏湯加姜附兩解其濕熱而諸證自罷矣

太陰證陰陽兩化欲吐不吐欲泄不泄腹中絞痛者滲濕和裏湯加姜附二丑主之若轉筋者再加桂枝防已主之

嘔嘔欲吐而復不能吐轆轆欲下而復不能下揮霍變亂腹內絞痛一望而知其爲濕熱之內結也故以和裏湯加姜附二丑通之若又轉筋者則是飲邪流於四肢故兼加桂枝通其陽防已逐其濕也

伏羲畫卦空五十兩數爲太極圖太極者陰陽渾合而其象未呈之目也太陰爲三陰綱領太陰受邪凡屬在陰分皆爲陰氣迷漫陽明爲三陽綱領陽明受邪凡屬在陽分皆爲陽氣熏蒸所以然者本乎天者親上本乎地者親下各從其類之義也其或陰盛之極而併陽太陰寒必陽明亦寒三陽胥成澤國陽盛之極而併陰陽明熱必太陰亦熱三陰皆成火鄉然宇宙有相勝之陰陽亦有交爭之陰陽萬一夫妻勃谿太陰自勝于陰分陽明

濕證發微 下卷 十三 河南商務印刷所印

《湿证发微》书影

自勝于陽分三焦上下必如五胡亂華醫者惟審其濕兼太陽少陽則用逆流挽舟之法濕兼少陰厥陰則用假道取虞之計或從表解或從裏解順其自然之勢而已再太陰證脉皆沉細而緩即有熱證脉皆沉細而數不能實大也惟陰陽兩化證兼陽明則脉見實大學者以脉斷之可矣再太陰陽明鷸蚌相持法當兩解然不如先平陰而後平陽須服和裏湯一二劑審其舌胎變黃大便不利有身熱心煩諸熱證再加大黃二丑下之證必速解此驅陰于陽法也嘗治一老嫗太陰停水水氣凌心煩而且悸脉來實大頗能飲食與以和裏湯二劑稍減又與和裏湯加大黃二丑而痊又治一少婦胸膈痞痛按之則痛劇脉來寔大與以和裏湯胸痛解而腹痛余曰此水趨于下也又與以和裏湯加姜附二丑大黃而愈

蒼朮白虎湯方

蒼朮五錢石膏三錢知母二錢甘草一錢生姜三錢

滲濕散火湯方即和裏湯加芩連也

滲濕和裏湯方見前

滲濕和裏加二丑大黃湯方見前

滲濕和裏加姜附二丑大黃湯方見前

滲濕解結加大黃湯方平欬丹三九五九不等

滲濕扶陽湯方即和裏湯加姜附各三錢也

滲濕和裏加姜附二丑湯方見前

滲濕和裏加桂枝防已湯方即和裏湯加桂枝四錢防已五錢也

太陰證或諸證未罷或諸證已罷邪阻脾竅不能言有如喑啞者此濕也滲濕解結湯主之

不語之證多端有中風不語者矣有中寒不語者矣有中暑不語者矣有中氣中痰中惡不語者矣皆得之倉猝尸厥神昏可按眞中類中門檢方施治溫證末傳少陽之火太旺熱極生風以致肝風內旋痙厥神昏舌短難言可用吳鞠通之安宮牛黃丸大小定風珠施治風證末傳口眼喎邪手足痛麻忽然唇緩涎出舌短難言此腎虛內奪危證也可用

參附湯施治然世有一種怪證其始也頭目眩暈身體寒熱舌白不渴食少胸痞其爲太陰表裏合濕明甚醫者不知見有表而發其表見有裏而攻其裏見有火而清其火遂致濕鬱生痰壅塞脾竅把住聲音道路而作啞矣作啞以後以風治之不效以溫治之不效以眞中類中各方治之亦不效計窮智竭率視爲沉痾痼疾不知此證原爲陽虛陰盛使當始發之時即以滲濕和裏等湯治之不過一二劑即愈也經曰足太陰之脉起于隱白穴循髀膝入腹中上膈挾咽連舌散舌下注心宮太陰停濕雖有表而非太陽之表烏可以發其表雖有裏而非陽明之裏烏可以攻其裏雖有火而非少陽之火烏可以清其火況發表必愈虛其陽攻裏清火必愈長其陰陽虛陰盛其人素偏于陰者邪由直經陰化矣若其人素偏于陽則濕得熱蒸痰涎壅盛必循經上行散舌下而注心宮惟用滲濕解結湯大豁其痰而會厭之道自通然亦必元氣不甚虧者方能一戰成功若綿延日久陰陽兩虛表裏兼病氣息奄奄恐即有此湯亦無能爲也張姓小兒患陰濕醫者治違其法數月不清塲忽然失音百治不效其叔馳數十里邀余視之余診其脉細數身熱耳聾腹微脹飲食減少余曰此濕鬱生痰壅塞脾竅也與以滲濕解結湯一劑即解汴省王姓小兒患陰溫醫投以亂藥一劑不解夜間忽失音其家人駭甚爾時余館汴夜即門請救亦與以解結湯一劑而愈田姓老婦患陰溫連綿數月忽然失音余診其脉滑而且實身不能動口不能言心尚清楚飲食亦不甚減少余知其爲陽明蓄熱太陰停飲也與以解結湯三劑方能有效夫前之兩小兒一劑即解此之老婦三劑方清臟腑虛實之不可概論也如是

滲濕解結湯方即和裏湯加二丑五錢平欬丹十九五九不等也

太陰證或諸證已罷或諸證未罷膈食者滲濕解結湯主之反胃者滲濕解結湯加姜附沈香主之

胃之上口曰賁門賁門不開則隔矣胃之下口曰幽門幽門不放則反矣種種治法載在方書固無煩余之嘵縷然今之治斯證者十治十死百治百死彼夫庸庸者無論也即閒有負時望之名醫因脉定證照證揀方或因心爲定奪或隨時爲變通曲盡經營之妙以

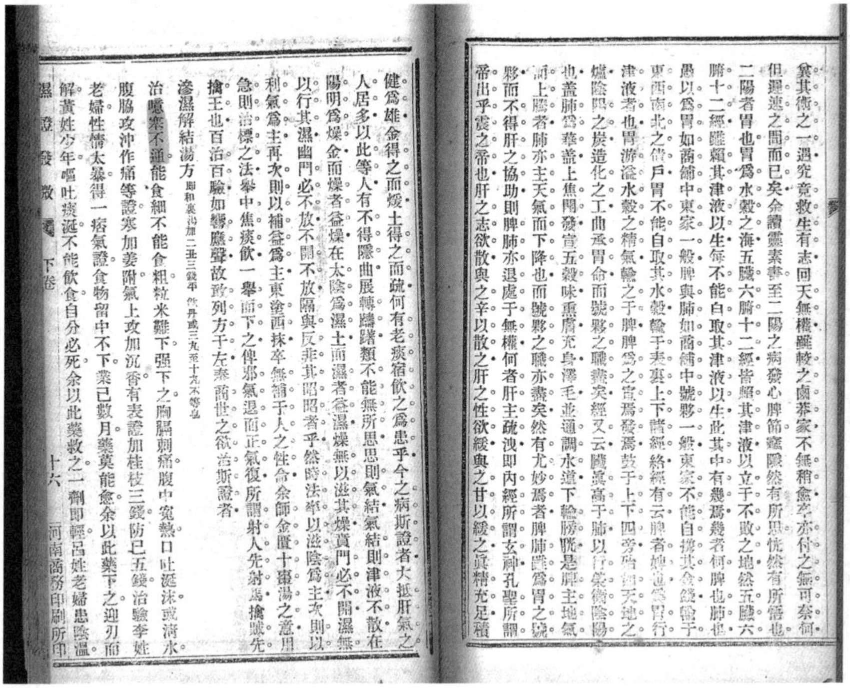

糞其術之一遇究竟救生有志同天無權雖較之鹵莽家不無稍愈卒亦付之無可奈何
但遲速之間而已矣余讀靈素書至二陽之病發心脾節竊隱然有所思恍然有所悟也
二陽者胃也胃爲水穀之海五臟六腑十二經皆賴其津液以立于不敗之地然五臟六
腑十二經雖賴其津液以生每不能自取其津液以生此其中有幾焉幾者何脾也肺也
愚以爲胃如商舖中東家一般脾與肺如商舖中夥一般東家不能自攜其金錢輸于
東西南北之售戶胃不能自取其水穀輸于表裏上下諸經絡經有云脾者坤也爲胃行
津液者也胃游溢水穀之精氣輸之于脾脾爲之宣焉發焉鼓于上下四旁猶夫天地之
爐陰陽之炭造化之工曲承胃命而號夥之職盡矣經又云臟眞高于肺以行榮衛陰陽
也蓋肺爲華蓋上焦開發宣五穀味熏膚充身澤毛並通調水道下輸膀胱是脾主地氣
而上騰者肺亦主天氣而下降也而號夥之職亦盡矣然有尤妙焉者脾肺雖爲胃之號
夥而不得肝之協助則脾肺亦退處于無權何者肝主疏洩即內經所謂玄神孔聖所謂
帝出乎震之帝也肝之志欲散與之辛以散之肝之性欲緩與之甘以緩之眞精充足積

健爲雄金得之而媛土得之而疏何有老痰宿飲之爲患乎今之病斯證者大抵肝氣之
人居多以此等人有不得隱曲展轉躊躇類不能無所思思則氣結氣結則津液不散在
陽明爲燥金而燥者益燥在太陰爲濕土而濕者益濕燥無以滋其燥賁門必不開濕無
以行其濕幽門必不放不開不放隔與反非其昭昭者乎然時法率以滋陰爲主次則以
利氣爲主再次則以補益爲主東塗西抹卒無補于人之性命余師金匱十棗湯之意用
急則治標之法舉中焦痰飲一舉而下之俾邪氣退而正氣復所謂射人先射馬擒賊先
擒王也百治百驗如響應聲故敢列方于左奉商世之欲治斯證者

滲濕解結湯方 即和裏湯加二丑三錢平飲丹或三丸至十丸不等也

治噎塞不通能食細不能食粗粒米難下强下之胸膈刺痛腹中寬熱口吐涎沫或清水
腹脇攻沖作痛等證寒加姜附氣上攻加沉香有表證加桂枝三錢防已五錢治驗李姓
老婦性情太暴得一痞氣證食物留中不下業已數月藥莫能愈余以此藥下之迎刃而
解黃姓少年嘔吐痰涎不能飲食自分必死余以此藥救之一劑即輕呂姓老婦患陰溫

濕證發微 下卷 十六 河南商務印刷所印

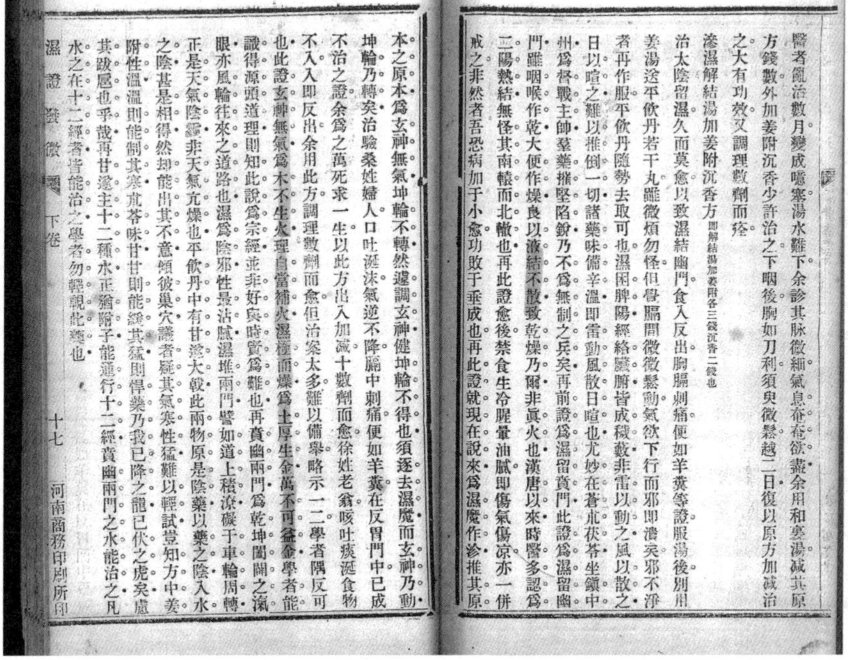

醫者亂治數月變成噎塞湯水難下余診其脈微細氣息奄奄欲盡余用和裏湯減其原
方錢數外加姜附沉香少許治之下咽後胸如刀利須臾微鬆越二日復以原方加減治
之大有功效又調理數劑而痊

滲濕解結湯加姜附沉香方 即解結湯加姜附各三錢沉香二錢也

治太陰留濕久而莫愈以致濕結幽門食入反出胸膈刺痛便如羊糞等證服湯後別用
姜湯送平飲丹若干丸雖微煩勿怪但覺膈間微微鬆動氣欲下行而邪即潰矣邪不淨
者再作服平飲丹隨勢去取可也濕困脾陽經絡臟腑皆成穢藪非雷以動之風以散之
日以暄之難以推倒一切諸藥味備辛溫即雷動風散日暄也尤妙在蒼朮茯苓坐鎮中
州爲督戰主帥群藥摧堅陷銳乃不爲無制之兵矣再前證爲濕留賁門此證爲濕留幽
門雖咽喉作乾大便作燥良以液結不散致乾燥乃爾非眞火也漢唐以來時醫多認爲
二陽熱結無怪其南轅而北轍也再此證愈後禁食生冷腥葷油膩即傷氣傷涼亦一併
戒之非然者吾恐病加于小愈功敗于垂成也再此證就現在說來爲濕魔作祟推其原

本之原本爲玄神無氣坤輪不轉然遽調玄神健坤輪不得也須逐去濕魔而玄神乃動
坤輪乃轉矣治驗桑姓婦人口吐涎沫氣逆不降膈中刺痛便如羊糞在反胃門中已成
不治之證余爲之萬死求一生以此方出入加減十數劑而愈徐姓老翁咳吐痰涎食物
不入入即反出余用此方調理數劑而愈但治案太多難以備舉略示一二學者隅反可
也此證玄神無氣爲木不生火理自當補火濕極而燥爲土厚生金萬不可益金學者能
識得源頭道理則知此說爲宗經並非好奇時賢爲難也再賁幽兩門爲乾坤闔闢之流
眼亦風輪往來之道路也濕爲陰邪性最沾膩濕堆兩門譬如道上積潦礙于車輪周轉
正是天氣陰霾非天氣亢燥也平飲丹中有甘遂大戟此兩物原是陰藥以藥之陰入水
之陰甚是相得然却能出其不意傾彼巢穴議者疑其氣寒性猛難以輕試豈知方中姜
附性溫溫則能制其寒朮苓味甘甘則能緩其猛則悍藥乃我已降之龍已伏之虎矣慮
其跋扈也乎哉再甘遂主十二種水正猶附子能通行十二經賁幽兩門之水能治之凡
水之在十二經者皆能治之學者勿輕視此藥也

濕證發微 下卷 十七 河南商務印刷所印

《湿证发微》书影

太陰證頭痛項强者滲濕通和湯主之

經曰諸痙項强皆屬于濕吳氏以濕字未洽易以風字以風之多于濕也豈知古人著書原有所見非率爾操觚也如曰諸痙項强不皆屬于濕豈諸痙項强皆屬于風乎如此等處似未免吹求太過也濕爲水類重物也表邪襲感易引下焦水邪水邪逆上雖不似角弓反張然轉旋不甚靈便似强硬一般其與太陽證同見者宜羌活勝濕湯不與太陽證同見者宜滲濕通和湯治驗一人頸項疼痛服風藥不效余審其舌胎滑白胸膈痞悶脉不甚浮余曰此非太陽中風乃太陰停濕也與以此湯而愈又一人外不作寒熱內不衰飲食惟患頸項强痛余曰此留飲爲患也與滲濕和裏湯加平飲丹十丸愈

滲濕通和湯方 即滲濕和裏湯加桂枝防已也

太陰證臑痛者滲濕通和湯加平飲丹主之

自肩至肘謂之曰臑餘處無痛惟臑作痛留飲爲患也有與諸濕證同見者有不與諸濕證同見者均以滲濕通和湯加平飲丹主之治驗賀姓婦人年半百春患溫項痛臑亦痛以風治之不效余診其脉不浮審其證舌胎滑白胸膈痞悶即知其爲太陰停濕與以此湯一劑即輕再劑去平飲丹愈

滲濕通和湯加平飲丹方 即通和湯加平飲丹或十丸或八丸不等也

太陰證臂痛者滲濕通和湯主之

自肘至手謂之曰臂有氣滯血凝而作痛者有風中經絡而作痛者有熱結經隧而作痛者茲曰太陰證則知非氣血風火諸邪之所爲也欲知其爲太陰須從其兼證辨之此證之來舌胎必滑白胸膈必痞悶頭目必眩暈身體必沉重宜滲濕通和湯其不與諸濕證同見者則謂之留飲宜滲濕通和湯加平飲丹治之再濕流經絡謂之濕痛濕鬱成熱則又爲熱結經隧之痛矣然雖曰熱痛究竟從太陰而來而不得與純熱之證同一治矣李氏老媼年七旬春患陰溫舌胎滑白胸膈痞悶濕鬱成熱熱甚猖狂右臂𤺺痛湯水不進危篤之至服清解攻下藥不效余審其情狀亦似陽明實熱繼詢其得病來因乃知此證爲熱中有濕無怪乎清解攻下不愈也即以滲濕通和湯加平飲丹五丸一劑便能進食

大便仍不暢快去平飲丹加二丑大黃遂通而在表之熱亦解矣

滲濕通和湯方 見前

太陰證腰痛胯痛脊痛髀痛者白朮附子湯主之滲濕解結湯加姜附亦主之

太陽之絡循脊抵腰然腎以腰爲府而附近于脊尾是太陰經之盡處即少陰經之起處故人之腰痛胯痛脊痛髀痛都疑其爲風與氣而絕不料其爲土反其宅水歸其壑也太陰屬濕土太陽屬寒水少陰實其祖家少陽之氣不旺無由上焦開發薰膚充身澤毛惟是浸灌滋潤日究于汚下而諸濕痛證作矣其太陽證多者自宜從表作解若少陰證多者則宜從裏作解但下焦之水宜溫設溫之不愈審其人不甚虛者直攻之可也溫之宜白朮附子湯攻之宜滲濕解結湯加姜附治驗有劉姓者家殷富秋患腰痛胯痛髀痛醫以其年老身弱多方補之不效邀余視之余見其人伸縮行動皆不能自如但尚能飲食脉亦不甚虛與和裏湯加二丑一劑便輕有宋姓者腰痛胯痛多年不愈延余視之余見其人尚能担水飲食如常於脾胃全局無礙此必是隱僻有支飲他藥不能到故連年不愈也與以解結湯一劑便輕兩劑遂痊

白朮附子湯方 見金鑑

滲濕解結湯加姜附方 見前

太陰證腿痛者通和湯加萆薢主之留飲者解結湯加姜附主之

腿居下焦部位屬陰風固有之然不能如寒濕之多也有直中于下焦者有從上中二焦傳入于下焦者經曰痛則不通須辨其是某邪阻滯用藥方有準的茲曰太陰腿痛則明指其從太陰而來也宜滲濕通和湯加萆薢主之寒者加附子乾姜有飲者加平飲丹治驗張姓小兒年十五春患溫舌胎白滑胸膈痞悶此本冬傷于寒春必病溫之溫醫以冬不藏精春必病溫之溫治之重用清涼除去其熱熱亦遂退不數日濕從寒化兩腿不舉如廢疾然其父急延余治之余診其脉脉則細摸其腿腿則涼飲食不甚減兩便亦如常惟頭目微眩舌胎微滑少腹微脹余曰此非中風亦非中火乃前日中焦水濕未曾宣洩殆盡以致流入下焦所謂土反其宅水歸其壑也宜逐去其寒濕乃以滲濕解結湯加姜

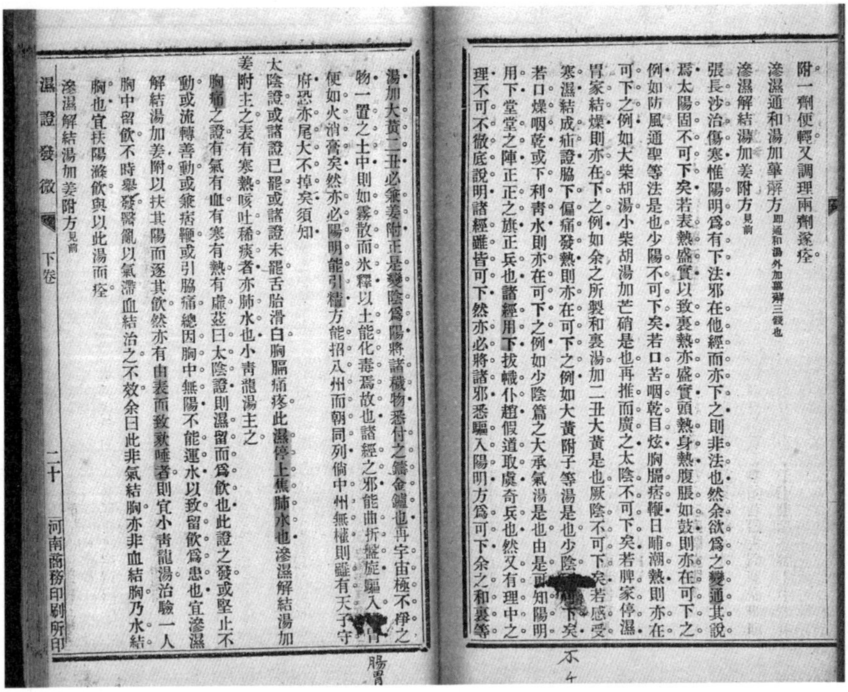
附一劑便輕又調理兩劑遂痊
滲濕通和湯加萆薢方即通和湯外加萆薢三錢也
滲濕解結湯加姜附方見前
張長沙治傷寒惟陽明爲有下法邪在他經而亦下之則非法也然余欲爲之變通其說
焉太陽固不可下矣若表熱盛實以致裏熱亦盛實頭熱身熱腹脹如鼓則亦在可下之
例如防風通聖等法是也少陽不可下矣若口苦咽乾目炫胸膈痞鞕日晡潮熱則亦在
可下之例如大柴胡湯小柴胡湯加芒硝是也再推而廣之太陰不可下矣若脾家停濕
胃家結燥則亦在下之例如余之所製和裏湯加二丑大黃是也厥陰不可下矣若感受
寒濕結成疝證脇下偏痛發熱則亦在可下之例如大黃附子等湯是也少陰[illegible]下矣
若口燥咽乾或下利青水則亦在可下之例如少陰篇之大承氣湯是也由是可知陽明
用下堂堂之陣正正之旗正兵也諸經用下拔幟仆趙假道取虞奇兵也然又有理中之
理不可不徹底說明諸經雖皆可下然亦必將諸邪悉驅入陽明方爲可下余之和裏等

湯加大黃二丑必兼姜附正是變陰爲陽將諸穢物悉付之鎔金鑪也再宇宙極不㝉之
物一置之土中則如霧散而冰釋以土能化毒焉故也諸經之邪能曲折盤旋驅入胃
便如火消膏矣然亦必陽明能引穢方能招八州而朝同列倘中州無權則雖有天子守
府恐亦尾大不掉矣須知
太陰證或諸證已罷或諸證未罷舌胎滑白胸膈痛疼此濕停上焦肺水也滲濕解結湯加
姜附主之表有寒熱咳吐稀痰者亦肺水也小青龍湯主之
胸痛之證有氣有血有寒有熱有虛茲曰太陰證則濕留而爲飲也此證之發或堅止不
動或流轉善動或兼痞鞕或引脇痛總因胸中無陽不能運水以致留飲爲患也宜滲濕
解結湯加姜附以扶其陽而逐其飲然亦有由表而致欬唾者則宜小青龍湯治驗一人
胸中留飲不時舉發翳亂以氣滯血結治之不效余曰此非氣結胸亦非血結胸乃水結
胸也宜扶陽滌飲與以此湯而痊
滲濕解結湯加姜附方見前
濕證發微 下卷 二十 河南商務印刷所印

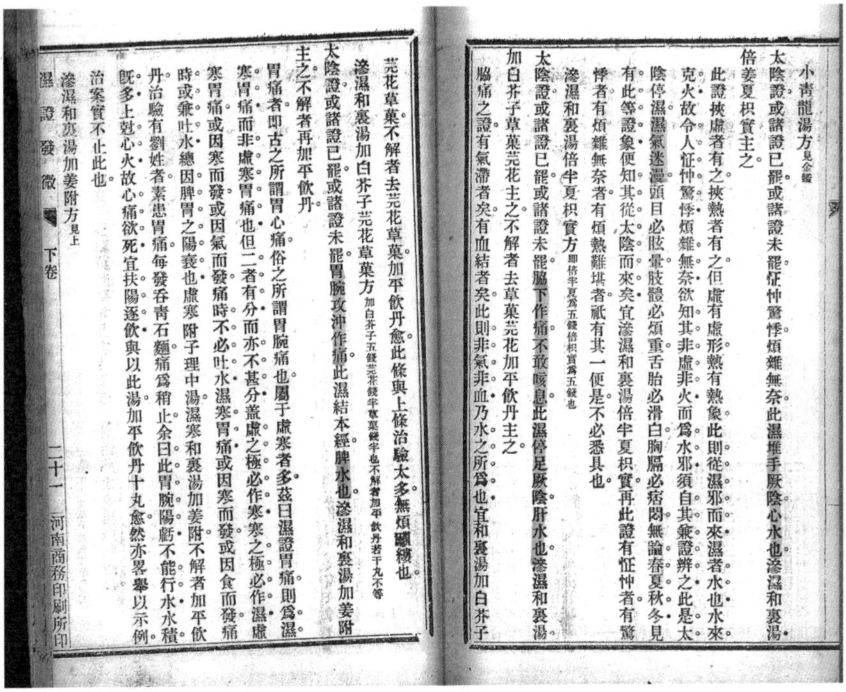
小青龍湯方見金匱
太陰證或諸證已罷或諸證未罷怔忡驚悸煩雜無奈此濕堆手厥陰心水也滲濕和裏湯
倍姜夏枳實主之
此證挾虛者有之挾熱者有之但虛有虛形熱有熱象此則從濕邪而來濕者水也水來
克火故令人怔忡驚悸煩雜無奈欲知其非虛非火而爲水邪須自其兼證辨之此是太
陰停濕濕氣迷漫頭目必眩暈肢體必煩重舌胎必滑白胸膈必痞悶無論春夏秋冬見
有此等證象便知其從太陰而來矣宜滲濕和裏湯倍半夏枳實再此證有怔忡者有驚
悸者有煩雜無奈者有煩熱難堪者祇有其一便是不必悉具也
滲濕和裏湯倍半夏枳實方即倍半夏爲五錢倍枳實爲五錢也
太陰證或諸證已罷或諸證未罷脇下作痛不敢咳息此濕停足厥陰肝水也滲濕和裏湯
加白芥子草菓芫花主之不解者去草菓芫花加平飲丹主之
脇痛之證有氣滯者矣有血結者矣此則非氣非血乃水之所爲也宜和裏湯加白芥子

芫花草菓不解者去芫花草菓加平飲丹愈此條與上條治驗太多無煩覼縷也
滲濕和裏湯加白芥子芫花草菓方加白芥子五錢芫花錢半草菓錢半也不解者加平飲丹若干丸不等
太陰證或諸證已罷或諸證未罷胃脘攻沖作痛此濕結本經脾水也滲濕和裏湯加姜附
主之不解者再加平飲丹
胃痛者即古之所謂胃心痛俗之所謂胃脘痛也屬于虛寒者多茲曰濕證胃痛則爲濕
寒胃痛而非虛寒胃痛也但二者有分而亦不甚分蓋虛之極必作寒寒之極必作濕虛
寒胃痛或因寒而發或因氣而發痛時不必吐水濕寒胃痛或因寒而發或因食而發痛
時或兼吐水總因脾胃之陽衰也虛寒附子理中湯濕寒和裏湯加姜附不解者加平飲
丹治驗有劉姓者素患胃痛每發呑青石麵痛爲稍止余曰此胃脘陽虧不能行水水積
既多上尅心火故心痛欲死宜扶陽逐飲與以此湯加平飲丹十丸愈然亦畧舉以示例
治案實不止此也
滲濕和裏湯加姜附方見上
濕證發微 下卷 二十一 河南商務印刷所印

《濕证发微》书影

093

太陰證腹痛者脾水也滲濕和裏湯加乾姜草菓主之濕漬于脾作泄者亦脾水也和裏湯加腹皮二丑主之

內經言腹痛共十五條惟有一條言熱痛其餘皆寒痛也腹痛而曰太陰證明指太陰證腹滿時減減復如故之虛痛非陽明證腹滿不減減不足言之實痛也夫太陰與陽明兩居腹中稍有不和皆能作痛但太陰爲陰其見證舌胎必滑白胸膈必痞悶頭目必眩暈身體必沉重脉來必不浮若見此等脉證雖舌口微乾小水微黃甚勿疑爲熱證而用寒凉也宜和裏湯加草菓乾姜若溜脾作泄則不可徒補其虛宜兼逐其水宜和裏湯加腹皮二丑治驗有曹姓者秋月患利食亦不甚減醫以其人素有煙癮戒斷方數月陰陽必虧大劑補藥補之利仍自若又以斷癮後飲食頓增疑有宿食投以消導亦不效其子延余治之余診其脉沉竊思沉必有水飲食不減邪不在脾胃此必濕漬脾而脾陽下溜水氣全停在兩腸與其峻補其土不如兼放其水與和裏湯加腹皮二丑便差又調理數劑而痊

滲濕和裏湯加乾姜草果方 加乾姜三錢草菓二錢

滲濕和裏湯加腹皮二丑方 加腹皮二錢二丑三錢

太陰證諸證已罷少腹痛此水趨下焦腎水也萸桂苓澤湯主之解結湯加姜附亦主之

少腹作痛其人必有久留之飲由太陰而下走少陰可以萸桂苓澤湯主之萬一溫散不愈必有宿飲內結宜解結湯加姜附峻攻其飲治驗有宋姓者因涉遠經商暑月病瘧強禁止之留邪在絡裏虛邪陷少腹痛煩欲死投以鴉片桂楠等藥祇緩須臾余曰此少陰停水也但少陰無出路必假道于陽明用此湯二劑而痊再五水諸證與金匱小異然此乃余生平所試驗者故濫列之再開首言太陰病舌胎白滑胸膈痞悶身上寒熱肢體懈惰湯不欲飲便微變黃正病也積久不治或治違其法寖見五水證蠡起傳證也瘧痢疸痺噎膈聾啞等證移步換形各立方面變證也

萸桂苓澤湯方　吳茱萸五錢　桂楠二錢　茯苓五錢　澤瀉三錢

解結湯加姜附方見上

太陰證妻累及夫脾寒胃亦寒食穀欲嘔口流清水胃水也滲濕和裏湯去檳枳加吳茱萸乾姜主之

胃傷則吐多屬熱飲此寒飲也須知

滲濕和裏湯去檳枳加吳萸乾姜方 加吳萸三錢乾姜三錢

太陰證久而不愈或往來寒熱或照時潮熱欬逆引脇作痛胆水也滲濕和裏湯加白芥子旋覆花主之解結湯加姜附二丑亦主之

人身如天地上半身爲陽下半身爲陰前半身爲陽後半身爲陰脇爲機關之室處于半上半下半前半後譬如十字路口乃東西南朔往來之道路也濕者水也在上不解必由機關而流于下在前不解必由機關而流于後但魔神盛則玄神衰玄神衰則機關不利機關不利則如有物高踞于其中而作痛其循乎脇表者必往來寒熱甚則欬逆引痛其循乎脇裏者必照時潮熱甚則少腹攻痛此證推其原本爲澤深滅木推其原本之原本爲土厚生金然急宜治標惟將機關處之濕垢洗刷殆淨斯諸證自罷矣偏于表者屬少陽也宜和裏湯加白芥子旋覆花主之偏于裏者屬厥陰也得屎則解宜解結湯加姜附二丑

滲濕和裏湯加白芥子旋覆花方 加白芥子五錢旋覆花五錢

滲濕解結湯加姜附二丑方見上

太陰證胸膈痞鞕煩雜無奈不飢不食不便水在三焦也滲濕和裏湯主之

人之氣有三元氣榮氣衛氣也元氣起于上焦胸中是也榮氣起于中焦心包是也衛氣起于下焦胃腕是也水停上焦故胸膈痞鞕水停中焦故煩雜無奈水停下焦故溲竅不靈不飢不食不便以和裏湯和之而諸證自罷矣

滲濕和裏湯方見前

太陰證水停中焦積久失治由中焦而走下焦腸間漉漉有聲微痛作泄腸水也滲濕煖水湯主之

滲濕煖水湯方

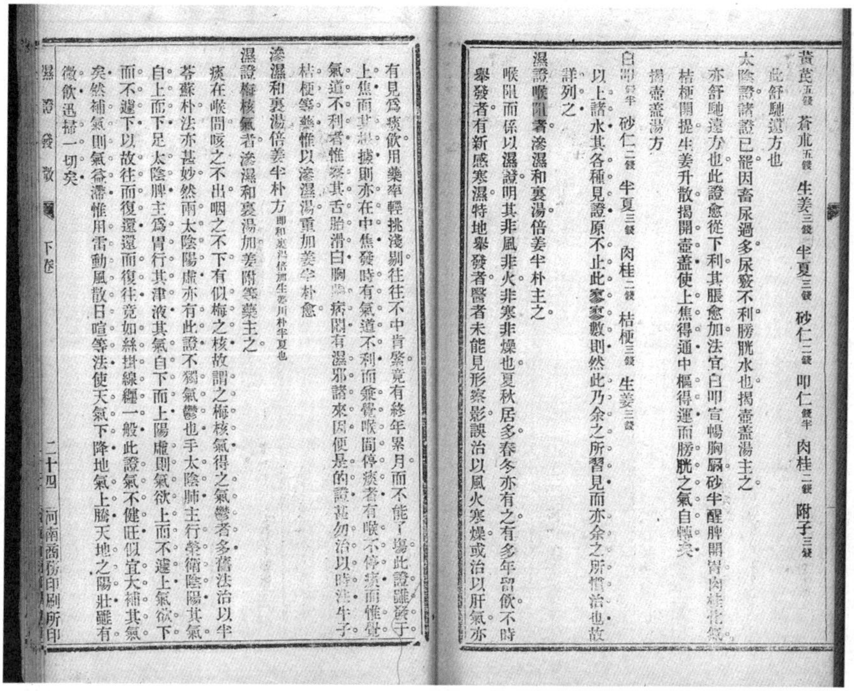

黃芪五錢 蒼朮五錢 生姜三錢 半夏三錢 砂仁二錢 叩仁錢半 肉桂二錢 附子三錢

此舒馳遺方也

太陰證諸證已罷因嗇尿過多尿竅不利膀胱水也揭壺蓋湯主之

亦舒馳遺方也此證愈從下利其脹愈加法宜白叩宣暢胸膈砂半醒脾開胃肉桂化氣桔梗開提生姜升散揭開壺蓋使上焦得通中樞得運而膀胱之氣自轉矣

揭壺蓋湯方

白叩錢半 砂仁二錢 半夏三錢 肉桂二錢 桔梗三錢 生姜三錢

以上諸水其各種見證原不止此寥寥數則然此乃余之所習見而亦余之所慣治也故詳列之

濕證喉阻者滲濕和裏湯倍姜半朴主之

喉阻而係以濕證明其非風非火非寒非燥也夏秋居多春冬亦有之有多年留飲不時舉發者有新感寒濕特地舉發者醫者未能見形察影誤治以風火寒燥或治以肝氣亦有見爲痰飲用藥率輕挑淺剔往往不中肯綮竟有終年累月而不能了塲此證雖發于上焦而其根據則亦在中焦發時有氣道不利而兼覺喉間停痰者有喉不停痰而惟覺氣道不利者惟察其舌胎滑白胸中痞悶有濕邪諸來因便是的證甚勿治以時法牛子桔梗等藥惟以滲濕湯重加姜半朴愈

滲濕和裏湯倍姜半朴方 即和裏湯倍加生姜川朴半夏也

濕證梅核氣者滲濕和裏湯加姜附等藥主之

痰在喉間咳之不出咽之不下有似梅之核故謂之梅核氣得之氣鬱者多舊法治以半苓蘇朴法亦甚妙然兩太陰陽虛亦有此證不獨氣鬱也手太陰肺主行營衛陰陽其氣自上而下足太陰脾主爲胃行其津液其氣自下而上陽虛則氣欲上而不逮上氣欲下而不逮下以故往而復還還而復往竟如絲掛線纏一般此證氣不健旺似宜大補其氣矣然補氣則氣益滯惟用雷動風散日暄等法使天氣下降地氣上騰天地之陽壯雖有微飲迅掃一切矣

濕證發微 下卷 二十四 河南商務印刷所印

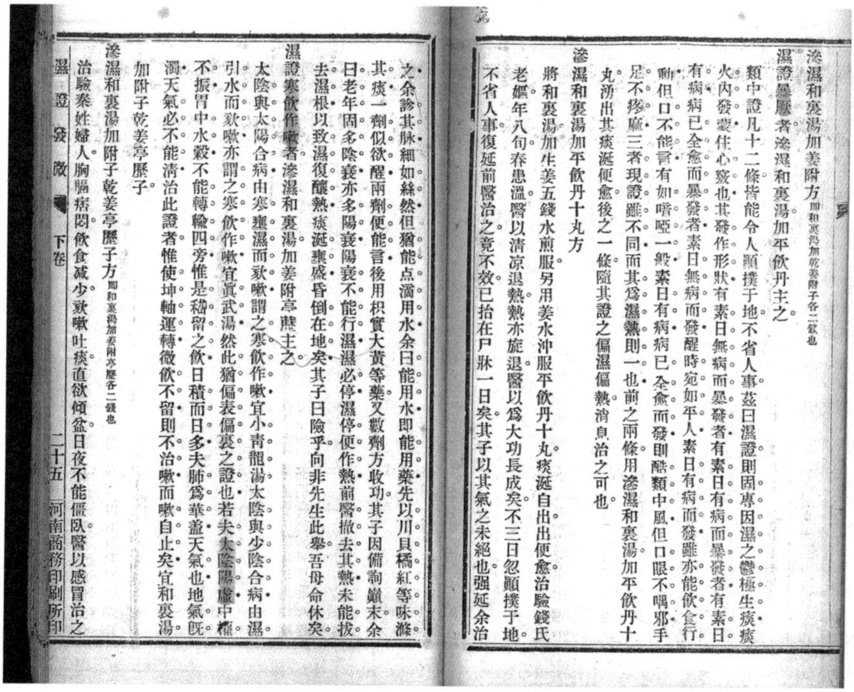

滲濕和裏湯加姜附方 即和裏湯加乾姜附子各二錢也

濕證暴厥者滲濕和裏湯加平飲丹主之

類中證凡十二條皆能令人顛撲于地不省人事茲曰濕證則固專因濕之鬱極生痰痰火內發壅住心竅也其發作形狀有素日無病而暴發者有素日有病而暴發者有素日有病病已全愈而暴發者素日無病而發醒時宛如平人素日有病而發雖亦能飲食行動但口不能言有如喑啞一般素日有病病已全愈而發則酷類中風但口眼不喎邪手足不疼痲三者現證雖不同而其爲濕熱則一也前之兩條用滲濕和裏湯加平飲丹十丸湧出其痰涎便愈後之一條隨其證之偏濕偏熱消息治之可也

滲濕和裏湯加平飲丹十丸方

將和裏湯加生姜五錢水煎服另用姜水沖服平飲丹十丸痰涎自出出便愈治驗錢氏老嫗年八旬春患溫醫以清涼退熱熱亦旋退醫以爲大功長成矣不三日忽顛撲于地不省人事復延前醫治之竟不效已抬在尸牀一日矣其子以其氣之未絕也强延余治之余診其脉細如絲然但猶能点滴用水余曰能用水即能用藥先以川貝橘紅等味滌其痰一劑似欲醒兩劑便能言後用枳實大黃等藥又數劑方收功其子因備詢巔末余曰老年固多陰衰亦多陽衰陽衰不能行濕濕必停濕停便作熱前醫撤去其熱未能拔去濕根以致濕復釀熱痰涎壅盛昏倒在地矣其子曰險乎向非先生此舉吾母命休矣

濕證寒飲作嗽者滲濕和裏湯加姜附亭藶主之

太陰與太陽合病由寒壅濕而欬嗽謂之寒飲作嗽宜小青龍湯太陰與少陰合病由濕引水而欬嗽亦謂之寒飲作嗽宜眞武湯然此猶偏表偏裏之證也若夫太陰陽虛中樞不振胃中水穀不能轉輪四旁惟是稽留之飲日積而日多夫肺爲華蓋天氣也地氣既濁天氣必不能清治此證者惟使坤軸運轉微飲不留則不治嗽而嗽自止矣宜和裏湯加附子乾姜亭藶子

滲濕和裏湯加附子乾姜亭藶子方 即和裏湯加姜附亭藶各二錢也

治驗秦姓婦人胸膈痞悶飲食減少欬嗽吐痰直欲傾盆日夜不能偃臥醫以感冒治之

濕證發微 下卷 二十五 河南商務印刷所印

《湿证发微》书影

不效余曰此中州陽衰寒飲作嗽也蓋土衰由于火虛火虛由于木氣不能條達惟使木生火火生土則土能制水而坤輪自轉矣又何飲邪之能留乎

濕證熱飲作嗽者滲濕和裏湯加姜附亭歷主之

太陰與少陽合病陽中挾陰喘嗽稀痰小柴胡湯證也太陰與陽明合病陰證變陽喘嗽稠痰人參泄肺湯證也但飲者陰也陰者寒也原從少陰而來者也茲曰濕證熱飲作嗽是太陰與少陰合病雖面赤身熱心煩口渴祇爲陰證戴陽治之者但平其飲而熱自罷萬一飲證既罷熱猶不解然後徐平其熱可也亦宜前湯治驗曹氏婦人春患濕舌胎白滑胸膈痞悶喘嗽不已痰涎壅盛而赤身熱心煩口渴久而不愈余曰此熱飲作嗽也雖爲陽證陽中有陰宜先平其陰與以此湯數劑而遂安後飲退熱不退又與以清凉而遂痊矣再此與吳氏熱飲用白虎湯稍別須知

濕證寒結胸者滲濕和裏湯加姜附主之

濕證而曰寒結胸即寒濕結胸也人之胸中猶之天之空中原渾渾淪淪無些須邪氣與乎其間奈太陽不照羣陰彙進穢煙臭霧結隊而來咽喉一線之地竟如茅塞之矣夫寒者水也濕者土也吾身所資以爲養者也但在上之制節不行皆能以其所以養人者害人爾時若單見太陰濕痰中氣虧殘猶可爲也若並見少陰寒痰則本實先撥無能爲矣此證先以辛熱盪其寒氣日以暄之也次以苦溫破其滯氣雷以動之也終以辛溫甘溫宣其濕氣風以散之也不過兩劑而諸證自罷矣宜滲濕和裏加姜附湯

滲濕和裏加姜附湯方即和裏湯加姜附各三錢也

治驗王姓婦人年半百患此證逢寒則發逢氣亦發發則氣上沖胸不能偃臥余治之屢矣乙卯春病復發其子以延余不便先延他醫治之愈治愈危乃復延余治之余診其脉右關沉滑問其證痰涎壅盛舌胎滑白飲食不進日夜不能偃偃則壅益甚余出此方他醫見而咋舌余促服之一劑而輕兩劑而愈矣

濕證熱結胸者滲濕和裏湯加二丑主之

濕證而曰熱結胸即熱濕結胸也此證初起雖曰溫證必兼頭目眩暈肢體怠惰舌胎白

滑胸膈痞悶等證濕蒸熱熾摶結上焦有膈內痞鞕湯水不進者有膈間拒痛不敢按者有痰涎壅盛氣道不利者有兼表熱者有表熱已罷悉歸于裏者有焦灼之極心爲之怔忡口爲之潰爛者有日夜叫苦者有昏昏沉沉似寐非寐呼之不應者雖牙關未至緊閉心神未至昏迷現在尚未痙厥然去痙厥不遠矣惟詢知其前服清凉不效乃知此證非少陽火熱陽明燥熱實太陰濕熱也熱爲濕熱去其濕即所以去其熱表證未罷者宜滲濕通和湯已罷者滲濕和裏湯加二丑甚則加平飲丹或五丸至十丸不等治驗王姓男子春患溫服清凉藥十餘劑日甚一日飲食不進昏昏沉沉呼之不應余診其脉弦而且數問其證音啞口渴不能多飲余曰此熱證挾飲前藥雖能治其熱未能除其飲故日甚一日也與以滲濕和裏湯一劑神氣即清復與清解一劑而諸證皆罷趙姓婦人患溫水漿不入入則復出余診其脉微沉詢其證頭微眩心有時驚悸不寧余曰此水也非火也無怪乎前藥之不應也與滲濕通和湯加平飲丹十丸一劑即能進食賈姓少年春患溫膈中痞鞕湯水不下舌口生瘡醫皆以火治之愈治愈壞余與以滲濕和裏湯加附子乾姜一劑即開

太陰證脉弦而數舌滑而渴不結胸動則發喘飲食無味日晡惡寒夜間作熱五更欬吐稀痰不休者太陰少陰停水也滲濕扶陽加薏仁二丑主之

脉弦而數飲數也舌滑而渴飲渴也不結胸病不在胸也動則發喘肺虛也飲食無味脾虛也日晡惡寒夜間發熱五更痰嗽水氣結于陰分也三焦皆寒雖有熱證譬如天大雷雨電光閃閃正由水盛而非由火盛也宜以姜附壯三焦之陽薏仁補土生金二丑驅水外出斯陽氣回而陰霾散矣

滲濕扶陽湯加薏仁二丑方即扶陽加薏仁一兩二丑三錢也

治驗有宋姓者秋患溫他術亂治數月已瀕于危其父引而見余余見其人行不數武即作喘咽乾而渴脉弦而數雖似陰虛但每日交到陰分即作寒熱喘欬明是上焦水邪停到下焦少陰少陰既停水故到此時便鼓作也因用薏仁兩半益土生金附子五錢乾姜二丑各三錢溫散水邪一劑而諸證去其大半矣

太陰證兩目赤澀腫痛羞明畏日者滲濕和裏湯主之

兩目赤澀腫痛屬于風火者多茲曰太陰證必兼頭目眩運舌胎白滑胸膈痞悶飲食減少等證也是其赤澀腫痛非由于風火乃由于濕熱也宜以滲濕和裏湯主之再濕鬱成熱五臟六腑十二經皆能蔓延之醫者都參以活法可也

濕證小便腫痛寒者當歸溫疝湯去小茴加地膚子滑石通草主之熱者當歸溫疝湯去小茴元胡川楝加地膚子滑石通草主之

腎主腎囊肝主筋肝腎兩虛故外之風寒得以襲之然亦有濕熱下流而致此證者不論內外因惟辨其寒熱而治之寒者不甚腫痛不作汗熱便尿清白宜當歸溫疝湯去小茴加地膚子滑石通草熱者腫痛汗熱便尿黃赤宜當歸溫疝湯去小茴元胡川楝加地膚子滑石通草若不腫痛而惟尿黃則不在此例

當歸溫疝湯去小茴加地膚子滑石通草方

吳茱萸三錢 當歸尾五錢 甘草稍五錢 延胡索三錢 川楝子三錢 小茴香三錢 杭赤芍五錢 地膚子五錢 西滑石五錢 白通草一錢

當歸溫疝湯去小茴元胡川楝加地膚子滑石通草方

吳茱萸三錢 當歸尾五錢 甘草稍五錢 五加皮三錢 西滑石五錢 地膚子五錢 白通草一錢

滲濕和表湯

蒼朮五錢 茯苓五錢 防已五錢 桂枝三錢 滑石五錢 通草一錢 生姜三錢

滲濕和裏湯

蒼朮五錢 茯苓五錢 川朴二錢 半夏三錢 枳實三錢 檳榔二錢 滑石五錢 通草一錢 生姜三錢

滲濕通和湯

蒼朮五錢 茯苓五錢 川朴二錢 半夏三錢 枳實三錢 檳榔二錢 滑石五錢 通草一錢 防已五錢 桂枝三錢 生姜三錢

滲濕和上湯

蒼朮五錢 茯苓五錢 滑石五錢 通草一錢 生薏仁八錢 杏仁三錢 叩仁錢半 生姜三錢

滲濕和下湯

蒼朮五錢 茯苓五錢 川朴二錢 半夏三錢 枳實三錢 檳榔二錢 滑石五錢 通草一錢 防已五錢 萆薢三錢 二丑五錢 大黃三錢 生姜三錢

滲濕解結湯

蒼朮五錢 茯苓五錢 川朴二錢 半夏三錢 枳實三錢 檳榔二錢 滑石五錢 通草一錢 二丑五錢 平飲丹十九 生姜三錢

滲濕散火湯即和裏湯加黃芩三錢黃連二錢也

滲濕扶陽湯即和裏湯加附子二錢乾姜三錢也

滲濕解悸湯即和裏湯重用半夏枳實也

滲濕解懸湯即解結湯加芫花一錢葶藶二錢也

滲濕拈痛湯即通和湯加平飲或五丸至十九不等也

滲濕溫臟湯即扶陽湯加二丑五錢平飲或五丸至十九不等也

滲濕消腫湯即解結湯加腹毛二錢商陸二錢也

滲濕解噎湯即解結湯加砂仁錢半沉香三錢姜附各二錢也

滲濕平反湯即解結湯加附子三錢乾姜三錢南海沉二錢也

滲濕逐虫湯即和裏湯加雷丸麝香也

滲濕除痰湯即通和湯加土茯苓一兩紫草茸二錢也

滲濕開表湯即和裏湯加防已桂枝麻黃也

滲濕熱下湯即扶陽湯加二丑也

滲濕寒下湯即散火湯加大黃也

以上二十方皆為滲濕和裏一湯所變化以外雖間采成方亦不出此範圍學者果能引而伸之觸類而長之則治外感之能事畢矣

《湿证发微》书影

濕證大全

太陰證或諸證未罷或諸證已罷舌胎白滑飲食無味欬吐稀痰痰如泉湧者滲濕和裏湯倍半夏主之痰喘氣逆日夜不能偃臥者和裏湯倍半夏加亭歷主之或痰清稀其人有少陰證者和裏湯加附子主之服湯已諸證稍減但腹有響聲不下利者和裏湯加二丑主之

諸證未罷時證之痰咳也諸證已罷留飲之痰咳也然無論未罷已罷既係之曰太陰證必兼有舌胎白滑飲食無味等證即宜以太陰法治之欬吐稀痰痰如泉湧乃脾不散精所飲所食盡爲痰涎故以和裏湯健脾理胃倍半夏以利之痰壅氣逆晝夜不能偃臥乃肺經停有飲邪故以和裏湯加亭歷以瀉之或痰色清尺脈沉絃肢體厥涼恐是腎水上泛宜加附子服湯證減腹有響聲不下利乃是上焦之水驅入下焦但因元陽不振不能送水下行宜加二丑下利後少腹仍不舒暢則是太陰停水變爲少陰停水或溫或攻擇利而行之可也治驗有陳姓者春患陰溫寒熱嘔吐醫認爲水虧火炎峻補其水以致痰涎壅盛晝夜不能成寐危險之至五月下旬延余視之余察其舌胎滑白脈象沉弦余曰此非脾腎水虧乃脾腎火衰也擬以和裏湯倍半夏加附子服湯微煩移時似有起色又服一劑欬痰十去六七但聞腹有響不下利余曰此上焦之水驅入于下焦也又加二丑利之而證遂大減矣再欬之爲證內經言五臟言六腑言四時言六氣窮形盡相不留餘蘊奈人治斯證率東塗西抹不得其要領者仍是認證不清焉故也余以爲內傷諸欬燥火證居多以臟腑虧損津液熬煎五志之火偪肺作欬其欬也往往先見他證而後浸淫兼見欬證外感諸欬金水證居多以肺金主皮毛太陽屬寒水六氣由外入內率皆先犯此關所謂五臟各以其氣受病非其時各傳以與之也其欬也往往先見欬證而後浸淫兼見他證太陰作欬原屬濕邪無論春夏秋冬無論溫證傷寒但據現在舌胎白滑胸膈痞悶肢體懈惰小水黃赤心煩意亂頭眩目暈脈來或弦或細或滑有太陰諸形狀即可以太陰法治之甚或病值危篤有萬難辨其爲內傷外感者須詢其初發病時作如何形狀便探驪得珠矣

太陰證呃逆者滲濕和裏湯倍枳實檳榔加二丑大黃主之

呃逆係之太陰明其非少陰呃逆也少陰呃逆多屬虛寒其呃逆也乃是腎氣不納證最險惡宜六味肉桂五味等方太陰呃逆多屬實熱緣其人素有痰飲食癖阻過中氣因逆上作格兒之聲故宜峻攻其邪挾寒者再加附子乾姜熱下之可也治驗伯父某患呃逆脈不甚虛身有微熱口有白胎醫者多以年老氣脫補之不效余審其人飲食不甚減亦無下焦少陰許多虛形必是支結之飲藏在隱僻礙于氣道以致呃逆也以此湯下白物如脂二條遂愈吳氏某患溫治違其法以致邪結中下二焦少腹痛呃逆不止余以此湯加姜附下之亦愈

太陰證或諸證未罷或諸證已罷崩血夾水者滲濕和裏湯減檳枳加生薏仁主之

崩血夾水言經血暴下夾有汙水之連綿也有諸證初起中氣大虛水來侮脾脾水下溜漬入胞中以致血水並下者此病之發雖在下焦而其源亦在中上二焦也故亦宜以此湯扶土以散水也然亦有中上焦病已輕惟留血水綿綿連月不愈者亦宜以此法消息治之治驗丙辰春李氏婦年四十患血崩血水並下直欲傾盆危險之至余詢知其舌胎白滑胸膈痞悶有足太陰諸證象乃曰此非肝經火旺以致血溢乃因中焦土虛以致水橫也主以此湯三劑而痊

太陰證舌胎白滑胸膈痞悶飲食無味四肢無力脈來纖細帶下夾水者滲濕和裏湯去檳枳加姜附主之

五色帶下屬濕熱者多茲曰夾水明是土虛不能制水水氣滲入下焦也故仍宜從太陰治之

太陰證泄如血水腹不甚痛舌胎白滑胸膈痞悶滲濕和裏湯減檳枳加生薏仁芡實主之

濕盛傷血泄如血水濕氣盛也但腹不甚痛濕雖盛而未結故宜減檳枳加薏仁芡實治之

太陰證吐血者滲濕和裏湯加生薏仁主之

吐血之證虛實寒熱不等茲胃之曰太陰證必兼有舌胎白滑胸膈痞悶等證也故宜以和裏湯加生薏仁治之

太陰證帶濁者加減滲濕和裏湯主之

濁證原有數端茲冒之曰太陰證必其始有舌胎白滑胸膈痞悶等證積久不治或治違其法以致連綿不愈水停下焦也其太陰證未罷者以滲濕和裏湯加畢瀉主之已罷者減半朴檳枳加畢瀉菖蒲益智主之

濕證變瘧者滲濕和裏湯主之柴胡截瘧飲亦主之

濕證變瘧即太陰脾瘧也其或舌胎白滑胸膈痞悶諸太陰證未罷者先服滲濕和裏湯數劑其瘧必愈其不愈者再以柴胡截瘧飲止之

柴胡截瘧飲方

柴胡五錢 半夏三錢 黃芩三錢 黨參三錢 烏梅五錢 桃仁三錢 檳榔四錢 常山五錢 生姜三錢

煎汁露一宿早一個時辰服

濕證變痢者滲濕和裏湯主之

濕證變痢即濕證作痢也察其人有舌胎白滑胸膈痞悶等證勿遽以芩檗黃連清其熱惟以滲濕和裏湯滲其濕而破其滯而痢自減矣

濕證變疸者滲濕和裏湯加茵陳桂枝防己主之

濕證變疸即濕熱發黃也察其人有舌胎白滑胸膈痞悶身上寒熱肢體懈惰等證即以滲濕和裏湯加茵陳桂枝防已治之

濕證變痺者加減滲濕和裏湯主之

風寒濕氣合而為痺謂之三痺筋骨脉肌皮發于四時謂之五痺載在內經班班可考茲曰濕證變痺則固專指痺之由濕而來者也若其人舌胎白滑胸膈痞悶內證多者則以滲濕和裏湯加桂枝防已治之內證少者減半朴檳枳加桂枝防已治之挾熱者減半朴檳枳加桂枝防已石膏滑石赤小豆治之

濕證變痿者滲濕和裏湯加畢薢桂枝防已主之其或太陰證皆罷傳入少陰審其人不甚虛者滲濕解結湯加姜附主之

肺熱葉焦皮毛枯悴內經言痿證詳矣茲特冠之曰濕證變痿則固專指時令之濕熱而

言也審其人舌胎白滑胸膈痞悶兼腿足痿軟者則以滲濕和裏湯加畢薢桂枝防已治之其或太陰證皆罷傳入少陰腿足痿軟者則是中焦濕熱變為下焦濕寒也宜以解結湯加姜附治之

濕證脚氣者滲濕解結湯加防已畢薢大黃主之

太陰八證略具脚腫熱痛者則是中焦濕熱流于下焦也宜以解結湯加畢薢防已大黃利之

濕證癥瘕者滲濕和裏湯加鱉甲穿山甲主之

七癥八瘕紛繁莫紀茲曰濕證則固明指夫濕食之為病也宜以滲濕和裏湯加鱉甲穿山甲消之

濕證發疝脇下痛寒熱或無寒但潮熱香附旋覆花湯主之睾丸痛者當歸溫疝湯主之睾丸痛腰痛髀痛者天台烏藥散主之

疝證多端治疝之法亦多端茲曰濕證發疝則固專指濕疝言之也香附旋覆花湯天台烏藥散方俱載在溫病條辨當歸溫疝湯方載在醫宗金鑑此三方皆余所習用也

濕證發疹發痘者滲濕和裏湯加桂枝防已主之

疹痘治法有主以辛溫者有主以辛凉者余曾詳其說于寒溫續源茲曰濕證發疹發痘必因其人有舌胎白滑胸膈痞悶身上寒熱肢體懈惰等證雖曰疹痘固不得專治其疹痘也宜以滲濕和裏湯加桂枝防已治之

濕證楊梅者滲濕和裏湯加土茯苓桂枝防已主之甚者再加二丑班蝥大黃主之 土茯苓多食妙

楊梅痘者痘之形如楊梅也多由于男女穢濕傳染而成然亦有不由穢濕傳染而得者均宜以滲濕和裏湯加土茯苓桂枝防已主之不解者再加二丑班毛大黃

濕證腫脹者滲濕解結湯主之足腫甚者再加商陸根主之

腫脹屬于氣者宜兼理其氣屬于血者宜兼理其血屬于風者宜兼理其風茲曰濕證腫脹則固專指水鼓而言也宜滲濕解結湯加大黃主之足腫甚者再加商陸

濕證大便窒下者。滲濕和裏湯倍檳榔主之。其或中上焦證皆罷。惟見大便窒下者。挾熱者豬苓茯苓寒水石皂莢子主之。挾寒者滲濕和裏湯倍檳榔加姜附主之。

因濕滯下非大便之燥結。乃大便之濕結也。中上焦證未罷。宜以滲濕和裏湯倍檳榔主之。中上焦證已罷。挾熱者宜清其熱。故宜豬苓等味。挾寒者宜溫其寒。故宜和裏湯加姜附。

濕證陰吹者。滲濕和裏湯主之。

前陰失氣。謂之陰吹。得之厥陰火旺者居多。茲曰濕證陰吹。則非厥陰火旺。乃因太陰濕盛也。太陰陽虛。濕堆賁幽兩門以致逼入前陰。氣走如失也。故宜滲濕和裏湯。

濕證結成裏痔墜痛如刺者。滲濕和裏湯倍檳榔加姜附主之。

此濕證連綿不愈。以太陰而兼少陰也。故以滲濕和裏湯倍檳榔加姜附主之。若認爲濕熱之證便非。

濕證鼻淵。左脇下微脹者。滲濕解結湯加姜附主之。

此厥陰留飲也。若認爲風熱之證便非。最後揭此二條。見陽證似陰。陰證似陽。業此道者不可故步自封也。

總論

外而五運六氣。內而五臟六腑。一而已矣。而中州脾胃。實爲統轄內外之總樞。故濕土一臟。雖該不得木火金水。而木火金水。固莫不依此處而化身也。顧濕者陰也。所以升騰其氣者。全藉乎少陽。少陽領袖羣臟。即所謂玄神也。自人飲食居處不能固厥玄神。而邪氣遂湊。其由外而內。屬諸太陽寒水。謂之曰傷寒。由內而外。屬諸少陽相火。謂之曰溫證。傷寒有陰陽。溫證亦有陰陽。傷寒有六經。溫證亦有六經。本書之作。雖專發濕氣一條。究竟濕氣浸淫六經。無不周徧。固統傷寒溫證。胥在其中矣。讀者引而伸之可也。

濕證發微 下卷 三十四 河南商務印刷所印

濕證發微下卷終

濕證發微正誤表

卷	頁	行	字	誤	正
上卷	李書後	三	十	育	盲
以後均係上卷	仝上	三	十二	癈	癈
	郭序	八	十	極	拯
	提要二頁	十一	三十	調	嘔
	五	十八	第十二字下		添一經字
	十	十三	第十八字下	無論兩陽且濕司令	夫厥陰少陰木火司令也
	十	十四	九	兩	濕
	十一	一	三十一字下		添而陷入少陰五字
	十一	三	十五	悵	張